Horst Przuntek · Thomas Müller (Hrsg.)

Der multimorbide Parkinsonpatient

Horst Przuntek · Thomas Müller (Hrsg.)

Der multimorbide Parkinsonpatient

Eine therapeutische Herausforderung

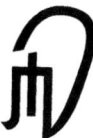 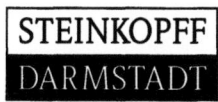

Prof. Dr. med. Horst Przuntek
Prof. Dr. Thomas Müller
Neurologische Klinik
der Ruhr-Universität Bochum
St. Josef-Hospital
Gudrunstraße 56
44791 Bochum

Die Deutsche Bibliothek - CIP-Einheitsaufnahme
Ein Titeldatensatz für diese Publikation ist bei
Der Deutschen Bibliothek erhältlich

Dieses Werk ist urheberrechtlich geschützt. Die dadurch begründeten Rechte, insbesondere die der Übersetzung, des Nachdrucks, des Vortrags, der Entnahme von Abbildungen und Tabellen, der Funksendung, der Mikroverfilmung oder der Vervielfältigung auf anderen Wegen und der Speicherung in Datenverarbeitungsanlagen, bleiben, auch bei nur auszugsweiser Verwertung, vorbehalten. Eine Vervielfältigung dieses Werkes oder von Teilen dieses Werkes ist auch im Einzelfall nur in den Grenzen der gesetzlichen Bestimmungen des Urheberrechtsgesetzes der Bundesrepublik Deutschland vom 9. September 1965 in der jeweils geltenden Fassung zulässig. Sie ist grundsätzlich vergütungspflichtig. Zuwiderhandlungen unterliegen den Strafbestimmungen des Urheberrechtsgesetzes.

ISBN 978-3-7985-1353-2   ISBN 978-3-642-57512-9 (eBook)
DOI 10.1007/978-3-642-57512-9

© Springer-Verlag Berlin Heidelberg 2002
    Originally published by Steinkopff Verlag Darmstadt in 2002

Die Wiedergabe von Gebrauchsnamen, Handelsnamen, Warenbezeichnungen usw. in diesem Werk berechtigt auch ohne besondere Kennzeichnung nicht zu der Annahme, dass solche Namen im Sinne der Warenzeichen- und Markenschutz-Gesetzgebung als frei zu betrachten wären und daher von jedermann benutzt werden dürften.

Produkthaftung: Für Angaben über Dosierungsanweisungen und Applikationsformen kann vom Verlag keine Gewähr übernommen werden. Derartige Angaben müssen vom jeweiligen Anwender im Einzelfall anhand anderer Literaturstellen auf ihre Richtigkeit überprüft werden.

Redaktion: Dr. Maria Magdalene Nabbe, Jutta Salzmann - Herstellung: Heinz J. Schäfer
Umschlaggestaltung: Erich Kirchner, Heidelberg

Vorwort

Das dritte gemeinsame Treffen der Deutschen Parkinsonkliniken auf der Insel Zypern 2001 bot wieder, wie schon bei den ersten beiden Treffen, die hervorragende Gelegenheit, das Wissen und die Erfahrung über Therapiemöglichkeiten und -erfolge in der Behandlung von Parkinsonpatienten auszutauschen, zu erweitern und hinsichtlich therapeutischer Effizienz und allgemeiner Anwendbarkeit zu bewerten. Die bunte Vielfalt der hier vorgestellten Beiträge spiegelt das unermüdliche Bestreben aller in die Therapie von Parkinsonpatienten involvierten Vortragenden wider, Lebensqualität und Wohlbefinden von chronisch Kranken und deren Angehörigen zu verbessern und diese komplexe Erkrankung auch vor dem Hintergrund von Begleiterkrankungen zu betrachten. Einerseits wurde die Bedeutung vegetativer und sensorischer Störungen diskutiert, andererseits wurde der Einfluss von Begleiterkrankungen und ausgeprägten Begleitsyndromen auf Therapie und Verlauf der Erkrankung vor dem Hintergrund persönlicher Erfahrungen in Übersichten vorgestellt. Diese Zusammenstellung bietet Erkenntnisse über mögliche Interaktionen, die im Rahmen der medikamentösen Kombinationstherapie zu beachten sind, sowie eine Bewertung der gängigen intensivmedizinischen Vorgehensweisen und der neu entwickelten Therapieverfahren wie der Tiefenhirnstimulation und eine Bewertung von Langzeitaspekten. Abgerundet wird dieses Buch mit Aussagen zur Pharmakoökonomie und zu nichtmedikamentösen, die Lebensqualität und die Krankheitsverarbeitung verbessernden Therapieansätzen.

Insgesamt bot dieses Symposium die einmalige Gelegenheit sich über diese Inhalte auszutauschen. Dieses Buch soll den so gewonnenen verbesserten Wissensstand und Erfahrungsschatz weiter vermitteln. Der Dank gilt im besonderen Maße der Firma Lundbeck, deren großzügige finanzielle Unterstützung dieses nicht alltägliche Treffen auf der Insel Zypern ermöglichte.

Bochum, im März 2002   Professor Dr. Horst Przuntek
                                Professor Dr. Thomas Müller

Inhaltsverzeichnis

Vorwort V

Morbus Parkinson und Schlaf
D. Schäfer, W. Greulich 1

Restless Legs und Morbus Parkinson
I. Csoti 17

Optisches System und Morbus Parkinson
T. Büttner 29

Morbus Parkinson und Depression
M. H. Strothjohann, G. Fuchs 45

Morbus Parkinson und Demenz – der De-novo-Patient
J. Rieke 51

Parkinson-Syndrom und zerebrovaskuläre Morbidität
G. Ebersbach 61

Medikamentöse Intervention beim Parkinson-Syndrom
W. Jost, W. Fogel 69

Morbus Parkinson und Diabetes mellitus
F.-J. Stein 75

Harnblasenfunktionsstörungen bei Morbus Parkinson
A. Hendrich, W. L. Strohmaier 81

Morbus Parkinson und Infektionskrankheiten
M. Körner 91

Akinetische Krisen und intensivmedizinische
Komplikationen der Parkinsonkrankheit
H. Reichmann 97

Parkinson-Syndrom und proximale Femurfrakturen
D. Przuntek 103

**Tiefenhirnstimulation und Neuropsychologie
bei Morbus Parkinson**
C. Neumann, J. Durner, W. Kaiser 109

**Dopaminerg-induzierte Psychosen und Halluzinationen
bei Morbus Parkinson**
S. Bittkau 117

**Morbus Parkinson zwischen Innovation und
Arzneimittelbudget**
G. Knaak 129

Spielerisches Training kognitiver Funktionen
I. Gemende 137

Autorenverzeichnis

Dr. Simon Bittkau
Arzt für Neurologie, Psychiatrie
und Psychotherapie
Langgasse 14
97753 Karlstadt

Prof. Dr. Thomas Büttner
Neurologische Klinik
Hans-Susemihl-Krankenhaus
Bolardusstraße 20
26721 Emden

Dipl.-Med. Ilona Csoti
Gertrudis-Klinik Biskirchen
Karl-Ferdinand-Broll-Straße 2-4
35635 Leun-Biskirchen

Dr. Joachim Durner
Fachklinik Ichenhausen
Krumbacher Straße 45
89335 Ichenhausen

Dr. Georg Ebersbach
Neurologisches
Fachkrankenhaus für Bewegungsstörungen/Parkinson
im Gesundheitspark Beelitz
GmbH
Straße nach Fichtenwalde 16
14547 Beelitz-Heilstätten

Dr. Wolfgang Fogel
Deutsche Klinik für Diagnostik
Fachbereich Neurologie
Aukammallee 33
65191 Wiesbaden

Dr. Gerd Fuchs
Parkinson-Klinik Wolfach
Kreuzbergstr 12-16
77709 Wolfach

Dr. Irene Gemende
Waldklinik Bernburg
Keßlerstraße 8
06406 Bernburg

Prof. Dr. Wolfgang Greulich
Klinik Ambrock
Ambrocker Weg 60
58091 Hagen

Dr. Albrecht Hendrich
Klinikum Rodach
Kurring 16
96476 Bad Rodach

Prof. Dr. Wolfgang Jost
Deutsche Klinik für Diagnostik
Fachbereich Neurologie
Aukammallee 33
65191 Wiesbaden

Dipl.-Psych. Walter Kaiser
Fachklinik Ichenhausen
Krumbacher Straße 45
89335 Ichenhausen

Dr. Günter Knaak
Arzt für Neurologie und
Psychiatrie
Beethovenstraße 25
34346 Hann. Münden

Dr. Matthias Körner
Paracelsus Elena Klinik
Klinikstraße 16
34128 Kassel

Dr. Christian Neumann
Fachklinik Ichenhausen
Krumbacher Straße 45
89335 Ichenhausen

Dr. Daniela Przuntek
Marien-Hospital
Bochum-Wattenscheid
Parkstraße 15
44866 Bochum

Prof. Dr. Heinz Reichmann
Klinik und Poliklinik für
Neurologie
Medizinische Fakultät
Carl Gustav Carus
Fetscherstraße 74 / Haus 27
01307 Dresden

Dr. Jürgen Rieke
Arzt für Neurologie und
Psychiatrie
Frankfurter Str. 22
35392 Gießen

Dr. Dietmar Schäfer
Klinik Ambrock
Ambrocker Weg 60
58091 Hagen

Dr. Franz-Josef Stein
Klinik am Haussee
Buchenallee 1
17258 Feldberg

Prof. Dr.
Walter Ludwig Strohmaier
Klinikum Rodach
Kurring 16
96476 Bad Rodach

Dr. Martin Heinrich
Strothjohann
Parkinson-Klinik Wolfach
Kreuzbergstr 12-16
77709 Wolfach

Morbus Parkinson und Schlaf

D. Schäfer, W. Greulich

Einleitung

Der weitaus größte Teil der Parkinsonkranken wird im Lauf der Erkrankung von Schlafstörungen betroffen. Diese spielen im Lebensalltag des Patienten eine nicht zu unterschätzende Rolle: Karlsen und Mitarbeiter [8] konnten in einer epidemiologischen Studie an Parkinsonpatienten zeigen, dass aus der Sicht des Patienten der Grad der Abhängigkeit und der Schweregrad der Erkrankung erst auf den Rängen drei und vier der Hauptursachen *eingeschränkter Lebensqualität* rangierten. An erster Stelle nannten die Befragten *depressive Symptome*, an zweiter Stelle *Schlafprobleme*.

In einer Fragebogenaktion unter 78 konsekutiven Patienten einer Ambulanz berichteten 66% der Parkinsonkranken über Einschlaf- und 88,5% über Durchschlafstörungen [1]. Während neuere Arbeiten die Einschlafstörungen eher als altersbedingt werten, lassen sich Durchschlafstörungen als charakteristisches Merkmal der Schlafstörung des Parkinsonpatienten beschreiben [26, s. auch 17].

Die Ursachen der Ein- und Durchschlafprobleme variieren im Verlauf der Erkrankung. In vielen Fällen liegt auch eine *multifaktorielle Genese* der Störung zu Grunde.

Insbesondere die Diskussion um sogenannte *Schlafattacken* (oder besser: exzessive Tagesschläfrigkeit) unter dopaminerger Medikation hat das Interesse an der Erforschung von Vigilanzschwankungen und Schlafstörungen bei extrapyramidalmotorischen Erkrankungen in den vergangenen Jahren wieder entfacht [2, 5, 6, 10–17, 20–21, 27].

Da die Grundlagenwissenschaften zum Einfluss dopaminerger Mechanismen auf die Vigilanz und den Schlaf gegenwärtig noch keine schlüssigen Konzepte aufweisen können, bleibt hier weiterhin ein erheblicher Forschungsbedarf bestehen.

Diagnostik von Schlafstörungen

Subjektive Angaben und Fragebögen

Bereits die *anamnestischen Angaben* können richtungweisend für den ursächlichen Schwerpunkt der Schlafstörung sein. Da das übliche neurologische Untersuchungsprocedere zumeist die motorischen Defizite und Fähigkeitsstörungen in den Vordergrund stellt, ist eine gezielte Nachfrage im Gespräch notwendig. *Allgemeine Schlaffragebögen* können helfen, charakteristische Merkmale von Schlafstörungen zu erfassen. Neben validierten, nicht erkrankungsbezogenen Bögen zu Störungen des Schlafs (vgl. 25) wurden auch *Parkinson-spezifische Skalen* wie die Parkinson's Disease Sleep Scale (PDSS) erarbeitet.

Die Ergebnisse einer derartigen Befragung können gute Anhaltspunkte für erste Behandlungskonzepte geben. Ferner eignet sich die PDSS auch für Verlaufskontrollen bei bekanntem schlafmedizinischen Befund. Es darf dabei jedoch nicht übersehen werden, dass die Eigenwahrnehmung der Vigilanz, des Schlafes und entsprechender Störungen recht unscharf ist.

Neben den Fragebögen und Skalen, die Schlafstörungen erfassen, existieren auch validierte Instrumente zur Ermittlung der Folgen von Schlafstörungen, zum Beispiel der *subjektiven Schläfrigkeit*. Die Epworth Sleepiness Scale fragt die Einschlafneigung in monotonen Standardsituationen ab, die Stanford Sleepiness Scale dient der momentanen Einschätzung der Wachheit.

Technische Untersuchungsverfahren

Screeningmethoden. Zum *Screening* unterschiedlicher Schlafstörungen stehen eine Vielzahl tragbarer Mess- und Aufzeichnungssysteme zur Verfügung, die jeweils einzelne Störfaktoren erfassen können.

So existieren ambulante *Schlafapnoe-Screening-Geräte*, die Sauerstoffsättigung, Atmungsbewegungen, Puls- oder Herzfrequenz bzw. EKG, Körperlage und gegebenenfalls weitere Messgrößen in digitalisierter Form aufzeichnen können. Ferner ist über eine *Aktigraphie*, d. h. die Bewegungsmessung an einer oder mehreren Extremitäten, eine Information über das motorische Verhalten erhältlich. Schließlich ist auch ein Gerät auf dem Markt, das über ein Summensignal neurophysiologischer Messungen (mit EEG, EOG und EMG-Anteilen) und einen komplexen Auswertungsalgorithmus ein „Hypnogramm" ermittelt. Dieses Verfahren erscheint jedoch aufgrund der Parkinson-charakteristischen Veränderung aller erfassten Signale wenig hilfreich, verlässliche Daten zur Entwicklung einer Behandlungsstrategie liefern zu können. Auch die übrigen genannten Screeningverfahren sind bei schwer schlafgestörten Parkinsonpatienten oft wenig hilfreich, da sie nur einen Ausschnitt aus der Gesamtsymptomatik aufzeichnen und wesentliche Störungsanteile möglicherweise nicht erfassen. Aus diesem Grunde ist für den Fall, dass eine apparative Abklärung der Störung indiziert ist, zunächst eine Untersuchung mit polysomnographischer Technik anzuraten. Verlaufskontrollen hingegen können bei klar definierter Fragestellung in manchen Fällen durchaus mit Screeninggeräten vorgenommen werden.

Polysomnographie. Die Untersuchung im Schlaflabor erfolgt in der Regel mit polysomnographischer Technik. Unter standardisierten Bedingungen werden das Schlaf-EEG einschließlich Elektrookulogramm und mentalem Elektromyogramm, das EKG, die Atmungsbewegungen und der Atemgasfluss, die Sauer-

Abb. 1. Ausschnitt aus einer Polysomnographie mit Auswahl einzelner Kanäle (80 s) mit dem dazugehörigen videographischen Bild. Von oben nach unten sind folgende Messgrößen dargestellt: EEG ($C_4 - A_1$), EEG ($C_3 - A_2$), EOG rechts, EOG links, Kinn-EMG, EMG M. tib. rechts, EKG, Pulswelle, Sauerstoffsättigung, thorakale Atmung, abdominale Atmung, FO_2 und FCO_2 in der Atemluft.

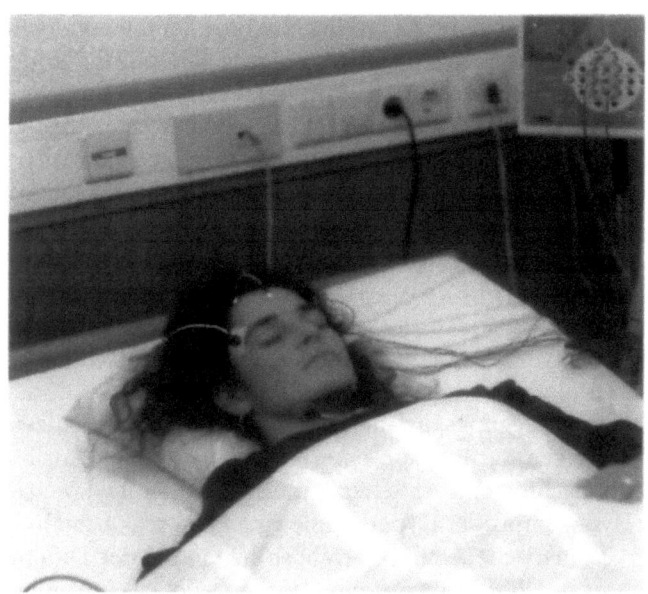

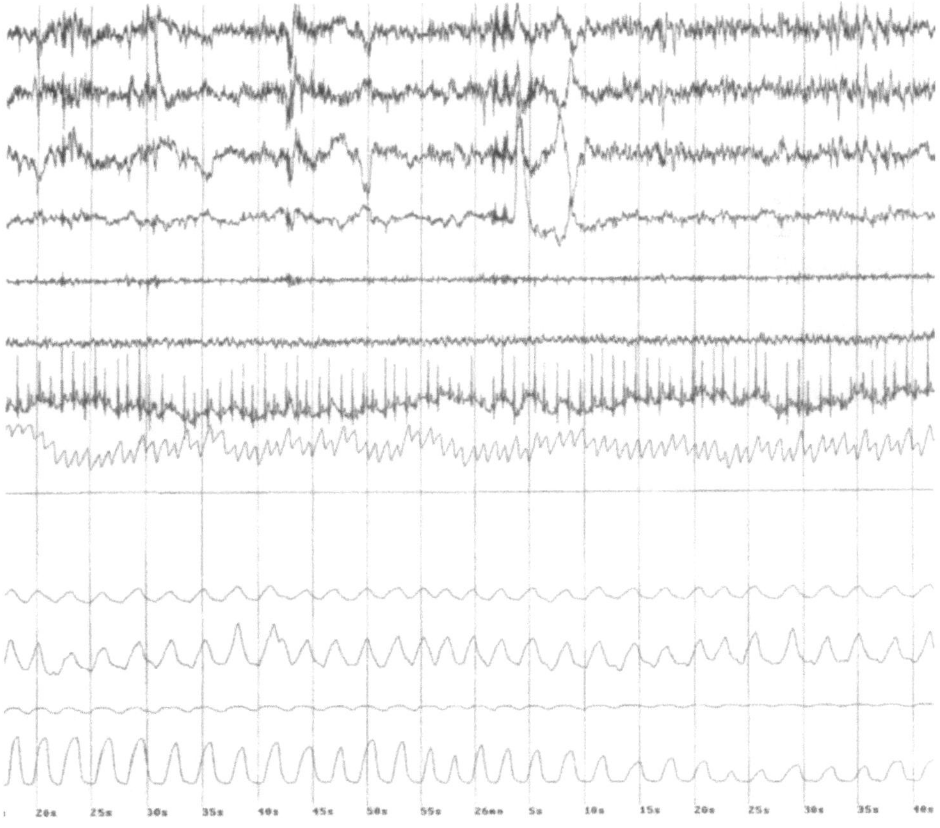

stoffsättigung, die Körperlage und die Beinbewegungen simultan und während des gesamten Nachtschlafes aufgezeichnet. Das Verhalten wird mittels Videometrie dokumentiert, Mikrophone zeichnen Atemgeräusche, Vokalisationen im Schlaf und Störgeräusche auf. In manchen schlafmedizinischen Labors können zur Differenzierung von Atmungsstörungen verschiedenste nichtinvasive oder invasive Atmungs- und Blutgasmessverfahren genutzt werden. Das Ableitprogramm kann in besonderen Fällen auch durch fingerplethysmographische Blutdruckaufzeichnung oder andere Techniken zur Beobachtung autonomer Regulationsvorgänge erweitert werden (weiterführende Informationen in 25). Abbildung 1 zeigt einen Ausschnitt aus einer polysomnographischen Registrierung.

Geeignete *Auswertungsverfahren* geben Aufschluss über die Zusammenhänge zwischen Wachphasen oder kurzen Arousalreaktionen und Atmungs-, EKG- oder Bewegungsauffälligkeiten. Die simultane Aufzeichnung ermöglicht z.B. Aussagen darüber, ob eine Bewegungsstörung Auslöser der Weckreaktionen mit nachfolgend vertiefter Atmung war oder inwieweit eine Hypoventilation mit Hypoxämie oder Hyperkapnie eine Weckreaktion mit Bewegung nach sich zog. Automatische Analyseverfahren helfen bei der Differenzierung der Schlafstörung des Parkinsonpatienten zumeist nicht weiter, eine visuelle Auswertung der Daten ist für eine umfassende Aussage unumgänglich.

Neben der Beschreibung der *Makrostruktur des Schlafes* (Schlafstadienabfolge) sollte eine Mikrostrukturanalyse (Arousalreaktionen, pathologische Veränderungen der Graphoelemente) und eine Beurteilung des *motorischen Verhaltens* (periodische Beinbewegungen, fehlende REM-Atonie, Dystonien, Tremor) vorgenommen werden. Hinsichtlich der *Atmung* können Aussagen über die Häufigkeit respiratorischer Ereignisse und deren Art sowie *Blutgasveränderungen* getroffen werden. Bei Verwendung (semi-)quantitativer Messverfahren, z.B. der respiratorischen Induktionsplethysmographie, sind auch Aussagen über das Atmungsmuster möglich. Die EKG-Aufzeichnung schließlich ergänzt das Aussagespektrum hinsichtlich der *Herzfrequenzvariabilität* sowie des Auftretens von *Herzrhythmusstörungen*, gegebenenfalls in Zusammenhang mit respiratorischen Ereignissen oder Hypoxämien.

Neurophysiologische Verfahren zur Messung der Tagesschläfrigkeit. Gegenwärtig zählen der *Multiple Schlaf-Latenz-Test* (MSLT) und der *Maintenance of Wakefulness-Test* (MWT) zu den Standardverfahren der Erfassung einer Tagesschläfrigkeit. Bei beiden Tests werden die Patienten an einem Tag in etwa 2-stündigen Abständen zu vier oder fünf Zeitpunkten (z.B. 9 – 11 – 13 – 15 – 17 Uhr) einer Aufzeichnung von EEG, EOG und Kinn-EMG für maximal 20 bis 30 min unterzogen. Dies findet in einem akustisch isolierten und abgedunkelten Raum statt. Beim MSLT werden die Patienten instruiert zu versuchen, so rasch wie möglich einzuschlafen. Der MWT hingegen prüft die Fähigkeit, unter den monotonen Bedingungen jeweils solange wie möglich wach zu bleiben. Bei der Auswertung wird ermittelt, nach welcher Latenz der Patient eingeschlafen ist und welches Schlafstadium er in der jeweiligen Messperiode erreicht hat. In der Regel sollte diesen Untersuchungen eine Polysomnographie vorausgegangen sein, um die Schlafqualität der vorherigen Nacht in die Bewertung mit einzubeziehen.

Langzeit-EEG-Aufzeichnungen sind geeignet, Schwankungen der Vigilanz während des Tages unter normaler Aktivität zu dokumentieren. Allerdings liegen hier keine Standardauswertungsroutinen vor. Computergestützte spektralanalytische Algorithmen sind aufgrund der hohen Artefaktdichte im Langzeit-EEG durch Bewegungen u.a.m. nur unbefriedigend anwendbar, visuelle Auswertungen sehr zeitintensiv.

Der *pupillographische Schläfrigkeitstest* erfasst über eine Messperiode von 11 min im abgedunkelten Raum die Variabilität des Pupillendurchmessers des Auges. Eine Erhöhung der Schwankungen dieses Durchmessers (Pupillenunruheindex) wird als Ausdruck nachlassender zentraler sympathischer Aktivität aufgefasst. Diese Untersuchung erfordert eine Mitarbeitsfähigkeit des Patienten mit Fokussierung der Messkamera über den oben genannten Zeitraum.

Klinik der Schlaf-Wach-Störungen

Polysomnographische Untersuchungen bei Parkinsonpatienten decken in zahlreichen Fällen mehrere unterschiedliche schlafstörende Faktoren auf. Tabelle 1

Tabelle 1. Häufigkeit polysomnographisch erfassbarer Ursachen von Schlafstörungen bei 83 Parkinsonpatienten mit subjektiven Schlafproblemen. Mehrfachnennungen sind möglich. [nach 19]

	ART n = 40	ÄQT n = 32	TDT n = 4	PSP n = 3	MSA n = 4
patholog. Schlaf-EEG	29 70,7 %	22 68,8 %	3 75 %	3 100 %	4 100 %
REM-Schlafverhaltensstrg.	–	3 9,4 %	1 25 %	–	1 25 %
Ein- und Durchschlafstrg.	7 17,1 %	9 28,1 %	1 25 %	–	1 25 %
Depressivität	1 2,4 %	1 3,1 %	–	–	2 50 %
psychotisches Erleben	3 7,3 %	2 6,3 %	–	–	2 50 %
Periodische Beinbewegungen	11 26,8 %	6 18,8 %	–	1 33,3 %	–
nächtl. Akinese	2 4,9 %	–	–	–	–
morgentl. Dystonien	2 4,9 %	–	–	–	–
SBAS	21 51,2 %	17 53,1 %	2 50 %	2 50 %	–
therapiebed. SBAS	11 26,8 %	9 27,5 %	1 25 %	–	–

ART akinetisch-rigider Typ, *ÄQT* Äquivalenztyp, *TDT* Tremordominanztyp, *PSP* Progressive Blickparese, *MSA* Multisystematrophie

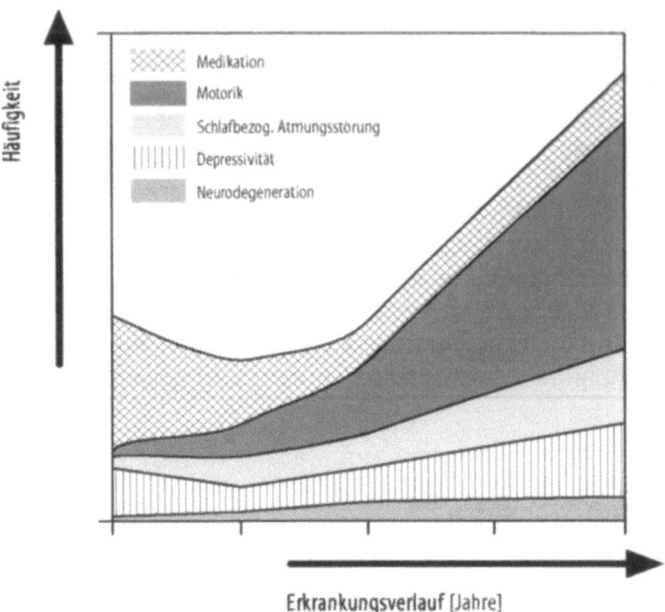

Abb. 2. Die Ursachen von Schlafstörungen verändern sich im Lauf der Parkinsonkrankheit. Initial stehen psychische und iatrogene Aspekte im Vordergrund, später überwiegen die motorisch bedingten Faktoren. Schematisch aus [17].

listet die Häufigkeiten verschiedener Störfaktoren aus einer eigenen Studie an 83 konsekutiven Parkinsonpatienten, die unser Schlaflabor aufgrund einer subjektiven Schlafstörung aufsuchten, auf [19].

Neben der häufigen Koinzidenz verschiedener Störungsursachen kommt es mit Fortschreiten der Erkrankung nach Auffassung mancher Autoren auch zu einer Verschiebung der Schwerpunkte der Faktoren. Mit dem Beginn der Symptomatik, der Diagnosestellung und dem Start einer Medikation stellen sich in zahlreichen Fällen auch Schlafstörungen ein. Ursächlich sind hier die *depressive Verstimmung* und der negative *Einfluss dopaminerger Substanzen* auf den Schlaf. Erst in fortgeschrittenen Stadien finden sich ausgeprägte *motorische Einschränkungen* als wesentliche Einflussgrößen der Durchschlafstörung. Abbildung 2 schematisiert die Häufigkeitsverteilung von Schlafstörungen im Krankheitsverlauf. Sie werden im folgenden Abschnitt kurz umrissen.

Schlafveränderungen bei M. Parkinson

Motorische Störungen. Die nächtliche *Akinese* stellt für viele Parkinsonpatienten einen bedeutsamen Grund für schlechten Schlaf dar. Im Lauf der Nacht klingt der Einfluss der Medikation immer weiter ab. Das Herumdrehen im Bett oder das Einnehmen einer bequemen Liegeposition wird damit zur Qual. Während gesunde Schläfer in einer Studie 11,4 mal pro Stunde Schlaf die Position wechselten, taten dies Parkinsonkranke nur 5,4 Mal [12]. Oftmals treten als

Folge Rückenschmerzen auf. Aber auch das Verlassen des Schlafzimmers zum Toilettengang, der aufgrund autonomer Störungen immer öfter notwendig werden kann, ist kaum mehr möglich.

Tremorphasen werden hingegen nur vor dem Einschlafen oder bei Schlafstadienwechseln beobachtet. Damit können sie für Verzögerungen der Initiierung des Schlafs verantwortlich sein, werden aber selten von Patienten beklagt. EMG-Messungen konnten subklinische Tremoraktivität auch während des gesamten NREM-Schlafes nachweisen. Inwieweit dies jedoch die Erholsamkeit des Schlafs beeinträchtigt, ist unbekannt.

Periodische Beinbewegungen, d. h. Episoden mit drei oder mehr repetitiven Muskelkontraktionen mit einer Dauer von 0,5 bis 5 s und Intervallzeiten von 10 bis 60 s sahen wir bei etwa 1/4 der schlafgestörten Parkinsonpatienten [19]. Erhöhte Prävalenzen wurden auch bei de-novo Parkinsonpatienten beobachtet [29]. Bei Gesunden wird die Häufigkeit derartiger Bewegungsauffälligkeiten mit 10 bis 15% angegeben. Sie sind nicht mit der ausgeprägten motorischen Unruhe zu verwechseln, die in präpsychotischen Phasen in der Nacht zu beobachten sind.

Schmerzhafte Dystonien (z. B. early morning foot dystonia) schließlich können das Früherwachen mancher Patienten in fortgeschrittenen Erkrankungsstadien begleiten und ein Wiedereinschlafen verhindern. Sie werden als besonders qualvoll geschildert.

Andere motorische Phänomene – wie repetitive *Lidschlagbewegungen* zum Schlafbeginn oder *Blepharospasmen* – wurden wiederholt beschrieben, ihre klinische Bedeutung ist erfahrungsgemäß eher gering.

Schlafbezogene Atmungsstörungen. Die schlafbezogenen Atmungsstörungen des Parkinsonpatienten sind in den meisten Fällen als Variante einer *motorischen Störung* aufzufassen. Wenngleich die Regelsysteme der Atmungssteuerung in unmittelbarer lokaler Nähe zu den degenerierenden Neuronenpopulationen zu finden sind, scheint zumindest den chemosensiblen *Atmungsregulationsstörungen* keine besondere Bedeutung bei Patienten mit idiopathischem Parkinsonsyndrom zuzufallen. Allerdings sind die experimentellen Befunde dazu sehr spärlich. Die *Rhythmogenese* der Atmung und ihre Koordination zu anderen rhythmischen Körperbewegungen ist allerdings bereits im Wachsein deutlich beeinträchtigt, wie Schiermeier et al. [24] zeigen konnten.

Eine systematische Untersuchung an 83 schlafgestörten Parkinsonpatienten lieferte bei etwa einem Viertel der Patienten den Befund einer therapiebedürftigen, zumeist *pharyngeal obstruktiven Atmungsstörung* [19]. Ein weiteres Viertel der Gruppe zeigte grenzwertige Häufigkeiten von Apnoen oder Hypopnoen bzw. nur geringfügige Blutgasschwankungen. Mit sensitiven Messtechniken fanden sich bei allen Parkinsonpatienten Hinweise auf kurzfristig erhöhte Atmungsanstrengung aufgrund von Widerstandszunahmen durch partielle Obstruktionen der oberen Luftwege. Neben alterstypischen Veränderungen werden hier erkrankungsspezifische Dysfunktionen im Kehlkopf- oder Hypopharynxbereich angenommen. Folgen sind neben periodisch auftretenden Apnoen mit kurzfristigen Sauerstoffsättigungsabfällen auch langanhaltende, partiell obstruktive „Hypoventilationen", die mit Hypoxämie und Hyperkapnie einhergehen können.

Insbesondere in letzteren Fällen kann – so lautet die Arbeitshypothese derzeitiger eigener Forschungsaktivitäten – eine Erhöhung der dopaminergen Medikation eine deutliche Reduktion der Atmungsproblematik mit sich bringen. In Einzelfällen konnte dies bereits gezeigt werden [23, 28].

Die Suche nach Alternativen zur ansonsten als „Goldstandard" verstandenen *nasalen Überdruckbeatmung* (nCPAP; nasal continuous positive airway pressure) oder vergleichbarer apparativer Verfahren ist aufgrund der nächtlichen Akinese bei Parkinsonpatienten besonders geboten. Die Compliance für eine derartige Therapie liegt bereits initial bei der Einstellung auf die Überdruckbeatmung bei unter 50%. Dies erklärt sich einerseits dadurch, dass der Patient sich motorisch nicht in der Lage fühlt, in der Nacht das Gerät sicher bedienen zu können. Er fühlt sich der Atemmaske und dem Gerät ausgeliefert. Andererseits profitiert der Parkinsonkranke in der Regel deutlich weniger von der aufwendigen Behandlung als ein ansonsten gesunder Schlafapnoepatient, da diese Maßnahme nur einen Teil seiner Schlafstörung behebt. Andere Ursachen bleiben erhalten, und der ansonsten so motivierende subjektive Benefit bleibt aus.

Eine besondere Bedeutung kommt den Atmungsstörungen bei atypischen Parkinsonpatienten zu. Bei zahlreichen Patienten mit Multisystematrophien wurden Obstruktionen durch uni- oder bilaterale *Stimmbandparesen* beschrieben [7]. Diese können – Einzelfallberichten zu Folge – zu plötzlichen Todesfällen durch Ersticken im Schlaf führen und sollten daher sorgfältig abgeklärt werden. Auch Störungen der chemosensiblen Atmungsregulation sowie der Rhythmogenese der Atmung scheinen häufiger vorzukommen. Den Angaben der älteren Literatur ist zu entnehmen, dass die enzephalitischen Erkrankungen mit parkinsonoider Symptomatik häufig von ungewöhnlichen Atmungsstörungen begleitet waren.

Störungen des Schlafverlaufes. Etwa zwei Drittel der Parkinsonpatienten beklagen ein verzögertes Einschlafen. Vergleichende Untersuchungen an chronisch erkrankten Patienten (Diabetes mellitus) oder älteren Probanden konnten

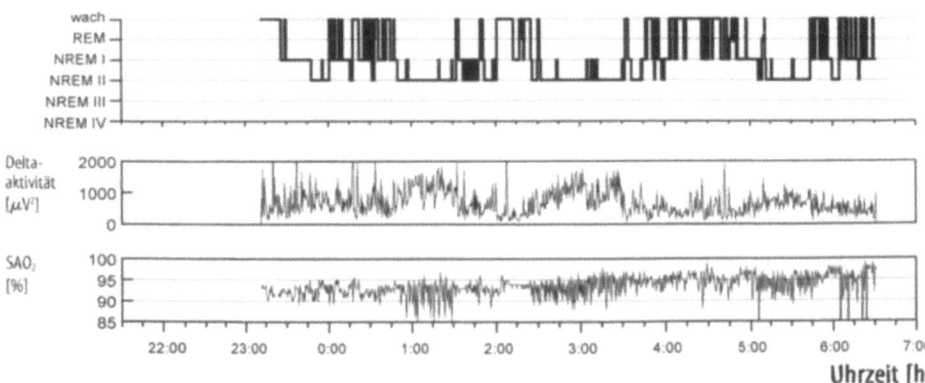

Abb. 3. Charakteristisches Schlafprofil eines Parkinsonpatienten (akinetisch-rigider Typ, männl., 69 J.) mit erheblicher Fragmentation, Verlust relevanter Tiefschlafanteile und des REM-Schlafs.

jedoch keine Unterschiede zu diesen Gruppen nachweisen. Das *Durchschlafen* hingegen ist bei Parkinsonpatienten erheblich mehr als in den genannten Vergleichsgruppen gestört. Subjektiv wie objektiv ist die Fragmentation des Nachtschlafes ein charakteristisches Merkmal der Schlafstörung bei Parkinsonsyndromen. Das häufige nächtliche Erwachen ist oft mit motorischen Phänomenen oder Atmungsproblemen verbunden, tritt aber auch ohne solche messbaren Störgrößen auf. In einer Studie fanden wir innerhalb der nächtlichen Schlafperiode mittlere Wachliegezeiten von 150 min [3]. Ein typisches Schlafprofil zeigt Abb. 3. Neben häufigen und teils langanhaltenden Unterbrechungen des Nachtschlafs werden auch Veränderungen in der Abfolge der Schlafstadien beobachtet. Sowohl früh einfallende REM-Episoden (*sleep-onset REM*) als auch eine *verzögerte REM-Schlaf-Latenz* wurden beschrieben. Besonders auffällige Veränderungen werden bei Patienten mit Halluzinationen beobachtet [12]. Bei der Bewertung von Veränderungen der Schlafstruktur dürfen die verschiedenen Parkinson-unabhängigen Faktoren, die derartige Veränderungen hervorrufen können, nicht außer Acht gelassen werden. Eine ausführliche Diskussion dieser Problematik findet sich in [17].

Veränderungen des Schlaf-EEGs. Über die oben aufgeführten sogenannten makrostrukturellen Schlafveränderungen stellen sich auch in der *Mikrostruktur* des Schlaf-EEGs Abweichungen von den physiologischen Mustern dar. Neben dem *Verlust an Deltaaktivität* wurden Konfigurationsänderungen der *Schlafspindeln* beobachtet. Die Ursachen dieser Veränderungen, die teilweise denen anderer neurodegenerativer Erkrankungen entsprechen, sind nicht bekannt.

Von besonderer Bedeutung ist der Befund einer *REM-Schlaf-Verhaltensstörung*. Bei dieser Symptomatik wird der Wegfall der physiologischen motorischen Hemmung im REM-Schlaf beobachtet. An die Stelle der Muskelatonie im REM-Schlaf tritt eine motorische Aktivierung mit komplexen Bewegungen oder Muskelzuckungen. Teils werden Vokalisierungen gehört oder man gewinnt den Eindruck, dass Träume ausagiert werden. Möglicherweise sind diese Disinhibitionen auf die Degeneration cholinerger Zellpopulationen in den Kerngebieten um den Locus coeruleus (z. B. Ncl. magnocellularis) zurückzuführen. Ihr Auftreten sollte immer an ein atypisches Parkinsonsyndrom denken lassen. Nicht selten geht diese Form der Schlafstörung der Entwicklung der übrigen neurologischen Symptomatik um Jahre voraus. Diese als *Schenck-Syndrom* bezeichnete Störung findet sich auch bei anderen degenerativen Hirnprozessen.

Eine weitgehende Entdifferenzierung des Schlaf-EEGs kann im Verlauf der *Progressiven supranukleären Blickparese* (PSP) beobachtet werden: Die charakteristischen Graphoelemente verschwinden, es verbleibt ein nach üblichen Kriterien nicht mehr auswertbares EEG mit Theta-Grundaktivität ohne K-Komplexe oder Spindeln. Bei fortgeschrittener Erkrankung mit ausgeprägter Blickparese konnten wir noch rasche Augenbewegungen in alle Richtungen im REM-Schlaf nachweisen, in späteren Stadien ist auch kein REM-Schlaf mehr nachweisbar. Die Gesamtschlafzeiten in der Nacht lagen dann unter zwei Stunden [3]. Es ist davon auszugehen, dass eine Degeneration schlafmodulierender Strukturen an diesem in der Regel therapieresistenten Phänomen beteiligt ist.

Depressivität und Schlaf. Depressive Störungen gehen in vielen Fällen mit charakteristischen Veränderungen der Schlafstruktur einher: *Schlaffragmentation, erhöhte REM-Dichte* und verkürzte *REM-Schlaflatenz sowie morgendliches Früherwachen* sind typische Befunde. Diese Merkmale gestörten Schlafes treten auch bei Parkinsonpatienten auf, die eine depressive Störung aufweisen. Kostic und Mitarbeiter [9] konnten dies für die Verkürzung der REM-Latenz anhand polygraphischer Untersuchungen belegen. Sie diskutierten, inwieweit mit dem Parameter REM-Latenz eine objektivierbare neurophysiologische Messgröße der Depressivität vorläge. Da dopaminerge Medikation jedoch zu einer Verzögerung der REM-Schlaf-Latenz führen kann, ist dieser Parameter beim behandelten Parkinsonpatienten nicht sicher verwertbar.

Mit psychometrischen Testverfahren konnte bei einem großen Teil der Patienten eine Depressivität nachgewiesen werden. Das Ausmaß der Depressivität und beklagte Schlafstörungen waren eng miteinander assoziiert [4]. Hieraus ergeben sich bedeutsame Behandlungsansätze.

Medikamentöse Einflüsse. Die Einflüsse zahlreicher Medikamentengruppen auf das Schlaf-Wach-System sind zumeist nur unzureichend bekannt. Dies gilt auch für die verschiedenen Gruppen der Parkinsonmedikamente. Tierexperimentelle Studien wiesen für dopaminerge Substanzen dosisabhängig *biphasische Effekte* nach. So wurden bei niedriger Dosis sedierende Effekte beobachtet, in hoher Dosis konnte eine antriebssteigernde Wirkung gesehen werden. Bezüglich einer selektiven Stimulation einzelner Dopaminrezeptorsubtypen liegen nur wenige Befunde vor, zwischen den Rezeptorfamilien D_1 und D_2 bestehen zumindest erhebliche Unterschiede.

Es ist anzunehmen, dass die partielle Degeneration dopaminerger Subsysteme – wie sie beim Parkinsonsyndrom erwartet werden kann – zu einer Verschiebung derartiger Gleichgewichte führen wird. Daher sind die am „gesunden Tier" gewonnen Erkenntnisse – aber möglicherweise auch solche am Parkinsontiermodell – nicht unbedingt aussagekräftig. Eine überwiegende Degeneration bestimmter dopaminerger Subsysteme oder Sensitivitätsänderungen einzelner Rezeptorsubtypen kann zu erheblichen Verschiebungen des fragilen Gleichgewichts des Schlaf-Wach-Systems führen. Detaillierte Information über die medikamentösen Einflüsse einzelner Substanzen sind den Übersichten [17 und 20] zu entnehmen.

Beim Parkinsonkranken ist der Nachweis der dopaminergen Effekte auf die Schlafregulation außerordentlich schwierig. In den meisten Studien werden nur Teilaspekte der Auswirkungen kontrolliert, sodass die Ergebnisse wenig aussagekräftig sind. Beispielsweise kann erwartet werden, dass ein hochdosierter Ausgleich eines nächtlichen Dopaminmangels durch die Reduktion motorischer und respiratorischer Störungen trotz primär schlafhemmender Effekte dieser Substanzkonzentration in der Summe zu einer Schlafverbesserung führt.

De-novo-Patienten mit geringer motorischer Beeinträchtigung berichten bei Einstellung auf eine medikamentöse Behandlung häufig über eine Verschlechterung des Nachtschlafes. Eine Reduktion des Tiefschlafanteiles sowie eine

Suppression des REM-Schlafes werden als Folge der initialen Medikation angenommen [vgl. auch 12].

Tagesmüdigkeit und -schläfrigkeit

Von allen Dopaminagonisten, aber auch von Levodopa wurde inzwischen eine Zunahme von *Tagesmüdigkeit* beziehungsweise das Auftreten von *subjektiven Einschlafereignissen* publiziert [2, 5-6, 11-17, 20-21, 27]. Die in den großen Langzeitstudien bezüglich Effizienz und Risiko der neuen Dopaminagonisten verwandten Begrifflichkeiten sind in der Regel zu unscharf, um das seit Jahrzehnten bekannte Phänomen der Tagesmüdigkeit unter dopaminerger Therapie von plötzlich einsetzender Schläfrigkeit zu trennen. Patienten berichten immer wieder über seltene Ereignisse sehr plötzlichen Einschlafens ohne jegliche Vorwarnung mit dem Risiko von Unfällen. Aus den Berichten von inzwischen mehreren hundert Fällen kann das höchste Risiko für derartige Ereignisse bei den non-ergolinen Dopaminagonisten und in der Kombinationstherapie von Agonist und Levodopa vermutet werden. Dennoch ist bei der Vielzahl der Schilderungen selbst unter Levodopamonotherapie von einem Klasseneffekt dopaminerger Substanzen auszugehen.

Anfänglichen Annahmen, dass die beobachteten Schlafattacken ein besonderes anfallsartiges neurophysiologisches Phänomen sind, wurde inzwischen erheblich widersprochen. In der schlafmedizinischen Forschung ist ein plötzliches Einschlafen ohne Warnung durch Müdigkeit selbst bei schwersten Schlaf-Wach-Störungen nicht bekannt (vgl. Diskussion zu 2, 14). Eine alleinige subjektive Wiedergabe solcher Erlebnisse ist daher nicht ausreichend zum Verständnis der zugrundeliegenden pathophysiologischen Mechanismen. Allerdings sind nach wie vor Studien, die über subjektive Schilderungen hinaus neurophysiologische Daten solcher Ereignisse wiedergeben können, selten [20, 21, 27]. Vermutungen, dass diesem Phänomen kataplektische Ereignisse zugrunde liegen könnten, haben sich nicht bestätigt. Auch molekulargenetische Studien zum Nachweis narkolepsietypischer Genotypen waren erfolglos.

Neurophysiologisch wurde in solchen Phasen in der Regel ein alpha-EEG mit langsamen, rollenden Augenbewegungen *(Slow eye movements)* für wenige Sekunden registriert [27]. Die Patienten zeigten bei der sorgfältigen visuellen Analyse von Langzeit-EEGs auch außerhalb der subjektiv wahrgenommenen Ereignisse zumeist eine deutliche Vigilanzminderung im Wachsein [20-21]. Zusätzlich zu den bis zu 55 Mal pro Tag beobachteten, kurzen Vigilanzminderungen wurden in einigen Fällen unter Kombinationstherapien (Dopaminagonist + Levodopa) nach Medikamenteneinnahme reproduzierbare Schwankungen der Vigilanz mit kurzer Aktivierung und nachfolgender Zunahme der Schläfrigkeit innerhalb von etwa einer Stunde gemessen. Bei den eigenen neurophysiologischen Messungen erfolgten immer simultane subjektive Einschätzungen der Schläfrigkeit. Hierbei bestätigte sich die schlafmedizinische Erfahrung, dass die Wahrnehmung für die Vigilanz außerordentlich unscharf ist. Ferner sei erwähnt, dass die beobachteten Einschlafereignisse mit oben gezeigtem neurophysiologischen Muster nicht Parkinson-charakteristisch sind, sondern sich in

Tabelle 2. Prävalenzraten von erhöhter Müdigkeit bzw. Schläfrigkeit aus größeren Effektivitäts- und Toxizitätsstudien der Dopaminagonisten [nach 17 und 20]

Substanz	Schläfrigkeit [%]	Insomnie [%]	Literatur
Apomorphin	22	?	Neurol Rev Int 1: 12–15, 1996
Bromocriptin	6,6	10,8	Mov Disord 13: 46–51, 1998
			Neurology 53: 364–370, 1999
Lisurid	+	?	Neurology 31: 371–376, 1981
Cabergolin	?	?	
α-Dihydroergocryptin	?	?	
Pergolid	10,1	7,9	Drugs 39: 491–506, 1990
Ropinirol	27,4	?	NEJM (2000) 342: 1484–1491
Pramipexol	27	?	JAMA 278: 125–130, 1997
Placebo	3,1 – 11,1	3,2 – 5,2	Neurology 51: 1057–1062, 1998

+ häufiger als Bromocriptin; ? keine Daten bekannt

gleicher Ausprägung auch bei anderen schlafgestörten tagesschläfrigen Patienten, z. B. solchen mit Schlafapnoe-Syndrom oder Restless-legs-Syndrom, finden.

Zusammenfassend gehen wir davon aus, dass dopaminerge Substanzen eine deutliche Abnahme der Vigilanz bewirken können. Dieses Phänomen ist seit langem bekannt und wird mit hohen Prävalenzraten wiedergegeben (Tabelle 2). Es muss nicht subjektiv bewusst werden. Erreicht die Reduktion der Aufmerksamkeit unter ungünstigen Umständen oder durch Kombinationen verschiedener Pharmaka jedoch ein kritisches niedriges Niveau, kann es durch weiteres Absinken der Vigilanz wiederholt zu Einschlafereignissen kommen. Der kritische Schwellwert ist dabei wohl auch von zahlreichen weiteren neuropsychologischen und chronobiologischen Einflussgrößen abhängig.

Des Weiteren sei erwähnt, dass auch eine Begleitmedikation (wie Clonidin, Cimetidin, β-Blocker oder primär sedierende Pharmaka) oder die Senkung der arteriellen Hypertonie beziehungsweise Veränderungen des Blutglucosespiegels die Vigilanz am Tage additiv deutlich senken können.

Therapeutische Ansätze

An erster Stelle der Therapiestrategien sollte bei allen Formen der Schlafstörung die *schlafhygienische Optimierung* stehen. Hierbei gilt es, Störfaktoren aus der Umwelt (Lärm, ungünstige Raumverhältnisse u.a.m.) oder des Verhaltens (unregelmäßige Schlafzeiten, spätabendliches Essen, abendlicher Koffein- oder Alkoholkonsum etc.) auszuräumen. Üblicherweise sind derartige Faktoren nur bei einem geringen Teil der Parkinsonpatienten relevant. Auch ein Verzicht auf den Mittagsschlaf bewirkt zumeist keine Verbesserung des Nachtschlafes. Wenn dieses zu einer Leistungssteigerung am Nachmittag beitragen kann und der Patient es sozial einrichten kann, ist ein kurzer Schlaf eher zu empfehlen.

Primäre weitere Behandlungsstrategie ist dann eine sorgfältige Prüfung und *Umstellung der Parkinsonmedikation*. Zentral aktivierende Pharmaka wie Selegilin, Budipin oder Amantadin sollten nicht mehr nach 14 Uhr verabreicht werden. Bei Hinweisen auf eine nächtliche dopaminerge Unterdosierung eignet sich die abendliche Gabe eines längerwirksamen Dopaminagonisten oder die Verabreichung retardierten Levodopas. In manchen Fällen kann auch die mehrfache nächtliche Gabe eines rasch wirksamen Levodopa-Präparates notwendig werden und eine erhebliche subjektive wie objektive Besserung erbringen. Allerdings ist zu bedenken, dass dopaminerge Substanzen, wenn sie nicht zu einer erheblichen Reduktion motorischer Störfaktoren des Schlafes beitragen, eher schlafhemmend wirken.

Ergeben sich Hinweise auf *Begleiterkrankungen*, die den Schlaf und die Leistungsfähigkeit am Tage beeinträchtigen können, sollten diese ebenfalls sorgfältig therapiert werden. Hier sind insbesondere Lungenerkrankungen, Herzrhythmusstörungen und Herzinsuffizienz oder Schilddrüsenerkrankungen zu nennen.

Psychotischem nächtlichen Erleben in der Nacht muss mit Reduktion der Medikation gemäß der üblichen Empfehlung entgegengewirkt werden. Hier empfiehlt sich möglicherweise auch die sorgfältige Differenzialdiagnostik zum Ausschluss einer REM-Schlaf-Verhaltensstörung. Letztere wiederum gilt als Hinweis auf das Vorliegen eines atypischen Parkinsonsyndroms mit entsprechend verändertem therapeutischen Gesamtregime. Für den Fall, dass eine medikamentöse Behandlung notwendig ist, konnten für Clozapin bereits in niedrigen Dosierungen (ab 6,25 bzw. 12,5 mg) deutliche Verbesserungen der objektivierbaren Schlafparameter und des subjektiven Schlafempfindens gesehen werden. Dies gilt nicht für Olanzapin. Über Quetiapin liegen gegenwärtig noch keine schlafmedizinischen Erfahrungen vor.

Sollte mit den genannten Veränderungen keine befriedigende Verbesserung des subjektiven Schlafempfindens und der Leistungsfähigkeit am Tage zu erreichen sein, liegen gute Erfahrungen mit niedrigdosierten sedierenden Antidepressiva vor (z. B. 25 – 50 mg Amitriptylin, Trimipramin oder Doxepin). Diese Substanzen sind auch Mittel der Wahl bei Hinweisen auf eine *depressive Genese* der Schlafstörung. Der vergleichsweise hohen Toxizität dieser Substanzen ist jedoch mit regelmäßigen Laborwert- und EKG-Kontrolluntersuchungen Rechnung zu tragen.

Betagten Patienten mit *Einschlafstörungen* kann auch Melperon (25 mg) empfohlen werden, sofern nicht eine nächtliche Bewegungsstörung der Symptomatik zugrunde liegt. Über die Nutzung anderer Hypnotika bei nicht motorisch bedingten Ein- und Durchschlafstörungen liegen wenig Erfahrungen bei Parkinsonpatienten vor. Eine tabellarische Übersicht findet sich in [18].

Bei *periodischen Extremitätenbewegungen* stellt die Intensivierung der dopaminergen Therapie die erste Behandlungsstufe dar. Erst bei therapieresistenten Befunden kommen Mittel der zweiten Wahl wie Clonazepam, retardierte Opioide oder Carbamazepin zum Einsatz. Die rhythmischen Beinbewegungen sollten nicht mit einer allgemeinen Bewegungsunruhe und Schlafstörungen verwechselt werden, wie sie bei relativen Überdosierungen von Parkinsonmedikamenten vorkommen können. Hier steht eine Dosisreduktion oder die Clozapingabe an [12].

Morgendliche Dystonien und Off-Phänomene beobachtet man insbesondere bei fortgeschrittenen Stadien der Erkrankung bzw. langer Behandlungsdauer. Hier sind Therapieversuche mit langwirksamen Dopaminagonisten hilfreich. Einzelne Studien liegen auch zur Botulinumtoxingabe vor.

Bei *schlafbezogenen Atmungsstörungen* sind in schweren Fällen apparative Verfahren wie nCPAP oder andere Beatmungsverfahren nicht zu umgehen. Bei betagten Patienten kann auch eine nasale nächtliche Sauerstoffgabe (0,5 - 2 L/min) zur Vermeidung der Hypoxämie hilfreich sein. Milde Formen sprechen in Einzelfällen auf eine Erhöhung dopaminerger Medikation an, abschließende Studienergebnisse zu derartigen Behandlungsansätzen liegen jedoch noch nicht vor [19, 22].

Der ausgeprägten *Tagesmüdigkeit oder -schläfrigkeit* sollte zunächst mit einer Optimierung der Parkinsonmedikation begegnet werden. In einigen Fällen ist eine Umstellung von einer Kombinations- auf eine Monotherapie erfolgreich. Bei sicherem Zusammenhang mit der Medikation eines Dopaminagonisten wird zumeist der Wechsel auf einen anderen Agonisten bzw. die Dosisreduktion empfohlen. Besondere Beachtung verdient auch die Begleitmedikation. Zusätzlich sedierende Präparate sollten abgesetzt oder ausgetauscht werden.

Erst nach Versagen derartiger Umstellungen des Behandlungsschemas halten wir den symptomatischen Einsatz von antriebssteigernden Substanzen für gerechtfertigt. Hier gilt gegenwärtig das Modafinil mit Dosierungen zwischen 100 und 400 mg aufgrund des vergleichbar geringen Nebenwirkungsprofils als Mittel der Wahl. Dieser Medikation sollte allerdings der polysomnographische Ausschluss einer behandelbaren Schlafstörung vorausgehen.

Zusammenfassung

Schlaf-Wach-Störungen bei Parkinsonpatienten stellen aufgrund ihrer Häufigkeit, des erheblichen subjektiven Leidensdrucks und den möglichweise aus der Tagesschläfrigkeit resultierenden sozialen und ökonomischen Konsequenzen ein bedeutsames Problem im Krankheitsverlauf dar. Aufgrund der multifaktoriellen Genese und den teils gegensätzlichen Behandlungsansätzen ist eine sorgfältige Abklärung indiziert und Erfolg versprechend.

Literatur

1. Factor SA, McAlarney T, Sanchez Ramos JR, Weiner WJ (1990) Sleep disorders and sleep effect in Parkinson's disease. Mov Disord 5: 280-285
2. Frucht S, Rogers JD, Greene PE, Gordon MF, Fahn S (1990) Falling asleep at the wheel: motor vehicle mishaps in persons taking pramipexole and ropinirole. Neurology 52: 1908-1910, 1999 siehe auch: Letters to the editors in: Neurology 54: 274-277, 2000
3. Greulich W, Schäfer D, Georg WM, Schläfke ME (1998) Schlafverhalten bei Patienten mit Morbus Parkinson. Somnologie 2: 163-171

4. Happe S, Schrodl B, Faltl M, Müller C, Auff E, Zeitlhofer J (2001) Sleep disorders and depression in patients with Parkinson's disease. Acta Neurol Scand 104 (5): 275-280
5. Hauser RA, Gauger L, McDowell Anderson W, Zesiewicz TA (2000) Pramipexole-induced somnolence and episodes of daytime sleep. Mov Disord 15 (4): 658-663
6. Högl B, Wetter TC, Trenkwalder C (2001) Pathophysiologie, Klinik und Therapie von Schlafstörungen beim Morbus Parkinson. Nervenarzt 72 (6): 416-424
7. Isozaki E, Naito A, Horiguchi S, Kawamura R, Hayashida T, Tanabe H (1996) Early diagnosis and stage classification of vocal cord abductor paralysis in patients with multiple system atrophy. J Neurol Neurosurg Psychiatry 60: 399-402
8. Karlsen KH, Larsen JP, Tandberg E, Mæland JG (1999) Influence of clinical and demographic variables on quality of life in patients with Parkinsons's disease. J Neurol Neurosurg Psychiatry 66: 431-435
9. Kostic VS, Susic V, Przedborski S, Sternic N (1991) Sleep EEG in depressed and nondepressed patients with Parkinson's disease. J Neuropsychiatr Clin Neurosci 3: 176-179
10. Larsen JP, Tandberg E (2001) Sleep disorders in patients with Parkinson's disease. Epidemiology and management. CNS Drugs 15: 267-275
11. Möller JC, Stiasny K, Cassel W, Peter JH, Krüger HP, Oertel WH (2000) „Schlafattacken" bei Parkinson-Patienten. Eine Nebenwirkung von Nonergolin-Dopaminagonisten oder ein Klasseneffekt von Dopamimetika? Nervenarzt 71 (8): 670-676
12. Neukäter W, Jörg J (2000) Schlafstörungen bei der Parkinson-Krankheit. Akt Neurol 27: 212-219
13. Ondo WG, Dat Vuong K, Khan H, Atassi F, Kwak C, Jankovic J (2001) Daytime sleepiness and other sleep disorders in Parkinson's disease. Neurology 57: 1392-1396
14. Pal S, Bhattacharya KF, Agapito C, Ray Chaudhuri K (2001) A study of excessive daytime sleepiness and its clinical significance in three groups of Parkinson's disease patients taking pramipexole, cabergoline and levodopa mono and combination therapy. J Neural Transm 108: 71-77
15. Poewe W, Högl B (2000) Parkinson's disease and sleep. Curr Opin Neurol 13: 423-426
16. Sanjiv CC, Schulzer M, Mak E, Fleming J, Martin WR, Brown T, Calne SM, Tsui J, Stoessl AJ, Lee CS, Calne DB (2001) Daytime somnolence in patients with Parkinson's disease. Parkinsonism Relat Disord 7 (4): 283-286
17. Schäfer D (2000) Veränderungen des Schlafes beim Parkinson-Syndrom. In: Greulich W, Schäfer D (Hrsg): Parkinson: Schlaf und Atmung. Blackwell, Berlin, S 99-148
18. Schäfer D (2001) TherapieTabellen Schlafstörungen. Westermayer, München
19. Schäfer D (2001) Schlafbezogene Atmungsstörungen bei Parkinsonsyndromen: Häufigkeit, Art und Behandlungsansätze. Somnologie 5 (3): 103-114
20. Schäfer D, Greulich W (2000) Effects on sleep by parkinsonian medication. J Neurol 247 [Suppl]: IV/23-IV/26
21. Schäfer D, Greulich W (2000) Einfluß dopaminerger Medikation auf die Vigilanz von Patienten mit Morbus Parkinson: ein Fallbericht. Somnologie 4: 86-95
22. Schäfer D, Schläfke ME (2000) Störungen der Atmung bei Parkinsonpatienten. In: Greulich W, Schäfer D (Hrsg) Parkinson: Schlaf & Atmung. Blackwell, Berlin, S 149-165
23. Schäfer D, Schläfke ME, Schäfer T, Greulich W (2001) Measurement and therapy of upper airway obstructions during sleep in Parkinson's disease. J Neural Transm 108: XXIII
24. Schiermeier S, Schäfer D, Schäfer T, Greulich W, Schläfke ME (2001) Breathing and locomotion in patients with Parkinson's disease. Eur J Physiol 443: 67-71
25. Schulz H (Hrsg) (2001) Kompendium Schlafmedizin. Ecomed, Landsberg
26. Tandberg E, Larsen JP, Karlsen K (1998) A community-based study of sleep disorders in patients with Parkinson's disease. Mov Disord 13 (6): 895-899
27. Tracik F, Ebersbach G (2001) Sudden daytime sleep onset in Parkinson's disease: polysomnographic recordings. Mov Disord 16 (3): 500-506
28. Vincken W, Darauay CM, Cosio MG (1989): Reversibility of upper airway obstruction after levodopa therapy in Parkinson's disease. Chest 96: 210-212
29. Wetter TC, Collado-Seidel V, Pollmächer T, Yassouridis A, Trenkwalder C (2000) Sleep and periodic leg movement patterns in drug-free patients with Parkinson's disease and multiple system atrophy. Sleep 23 (3): 361-367

Restless Legs und Morbus Parkinson

I. Csoti

Es mag verwunderlich erscheinen, über einen Zusammenhang zwischen der *Parkinsonkrankheit* (IPS) und dem *Restless-Legs-Syndrom* (RLS), dem „Syndrom der unruhigen Beine", sprechen zu wollen. Handelt es sich doch beim Parkinson-Syndrom typischerweise um eine verminderte oder eingeschränkte Beweglichkeit, ja eine zwangsweise Bewegungsminderung, beim Restless-Legs-Syndrom dagegen um einen imperativen Bewegungsdrang. Trotz dieser Divergenz des klinischen Bildes gibt es überraschende Gemeinsamkeiten insbesondere in den Bereichen *Pathophysiologie* und *medikamentöse Therapie*.

Kurzer Exkurs in die Vergangenheit

Geschichtlich gesehen ist das RLS schon seit mehr als dreihundert Jahren bekannt. **Thomas Willis**, der britische Arzt und Anatom, bekannt durch den nach ihm benannten *Circulus Willisii*, beschrieb den Symptomenkomplex erstmals **1685**. **Theodor Wittmaack** ordnete **1861** das zur damaligen Zeit unter dem Namen „*Anxietas tibiarum*" bekannte Syndrom den Hysterien zu. Auch **Hermann Oppenheim** beschreibt das klinische Erscheinungsbild **1923** in seinem Lehrbuch der Nervenheilkunde im Kapitel „Neurasthenie". Die Annahme einer psychosomatischen oder psychogenen Störung konnte erst durch detaillierte Studien des schwedischen Neurologen **Karl Axel Ekbom** revidiert werden, welcher **1945** den Begriff „*restless legs syndrom*" prägte. Erst in den 60er Jahren jedoch konnte sich das RLS als eigenständige neurologische Diagnose unklarer Ätiologie etablieren [1].

Es ist zum aus der Haut fahren ...

Die klinische Symptomatik des RLS wird dominiert durch *quälende Missempfindungen* in den Beinen, die sich vom Sprunggelenk ausgehend über die Unterschenkel und Knie bis zum Oberschenkel ausbreiten können oder aber in einer Höhe sistieren. Seltener sind auch Arme und Hände betroffen, jedoch immer in geringerem Ausmaß. In der Regel treten diese Missempfindungen beidseits symmetrisch auf. Sie können aber auch auf einer Seite dominieren oder sich alternierend abwechseln. Sie werden in der Regel nicht oberflächlich oder hautnah gespürt, sondern eher *in der Tiefe* der Muskeln oder Knochen. Die Schilderung der Symptomatik fällt den Betroffenen meist sehr schwer, da es anscheinend keine uns bekannte Empfindung gibt, die damit vergleichbar wäre. Persönliche Beschreibungen sind sehr unterschiedlich und reichen von unerträglichem Kribbeln über Ziehen, Reißen, Stechen bis hin zu quälenden Schmerzen. Allen Patienten gemeinsam sind die Umstände, unter denen die Beschwerden eintreten, nämlich fast ausschließlich *in Ruhesituationen und im entspannten Zustand* und ganz besonders heftig abends beim Einschlafen oder nachts. Solange die Missempfindungen anhalten, ist es den Patienten unmöglich, die Beine ruhig zu halten, was als sehr quälend empfunden wird. Es besteht über die Zeit der Missempfindungen ein nicht zu durchbrechender Zwang aufzustehen und sich zu bewegen. Zitat eines Patienten: *„Immer, wenn ich Auto fahre oder nur im Kino oder vor dem Fernseher sitze, muss ich meine Beine bewegen. Man möchte sie fast mit dem Hammer erschlagen. Das macht mich noch verrückt!"* Es entsteht eine unstillbare Ruhelosigkeit. Bei einigen Patienten treten außerdem sichtbare Muskelzuckungen auf. Die Folge dieser Symptomatik ist die Entwicklung einer schweren Insomnie, welche den Patienten in den meisten Fällen zum Arzt führt [8].

Diagnostische Kriterien

Wissenschaftler aus 7 Nationen, vereint in der internationalen RLS Study Group, arbeiteten über mehrere Jahre an der Erstellung einheitlicher Diagnosekriterien für idiopathische und symptomatische RLS-Formen. Die dabei entstandenen Definitionskriterien wurden erstmals 1995 in der Zeitschrift *Movement Disorders* veröffentlicht. Sie enthalten 4 Minimalkriterien, welche obligat für die Diagnosestellung „Restless-Legs-Syndrom" gefordert werden sowie zusätzliche fakultative Kriterien.

Diagnostische Kriterien der International Restless Legs Study Group 1995 [1]

Minimalkriterien
- Bewegungsdrang, üblicherweise in Verbindung mit Missempfindungen
- Bewegunsunruhe
- Manifestation oder Verschlechterung der Symptome in Ruhe (z.B. im Liegen oder Sitzen)
- mit zumindest teilweiser und zeitweiser Erleichterung durch Bewegung zirkadiane Rhythmik mit Symptomverschlechterung am Abend/in der Nacht

Zusätzliche Kriterien
- Schlafstörungen und ihre Folgen
- Unwillkürliche Bewegungen:
  - Periodische Gliedmaßenbewegungen im Schlaf (PLMS)
  - Unwillkürliche Gliedmaßenbewegungen im Wachen oder in Ruhe

- Neurologischer Status:
  - normal bei der idiopathischen Fom
  - pathologisch bei symptomatischen Formen
- Klinischer Verlauf:
  - Erkrankungsbeginn in jedem Alter
  - tägliches oder nicht tägliches Auftreten
  - die meisten schwerer betroffenen Patienten sind in mittlerem Alter oder älter
  - statischer oder progredienter Verlauf
  - meist chronisch, längere Remissionen möglich
- Familienanamnese
  - manchmal positiv und wahrscheinlich autosomal dominant

Zur Quantifizierung der klinischen Symptomatik wurde ebenfalls von der International RLS Study Group eine **Severity Scale** entwickelt, welche eine Schweregradeinteilung des Restless Legs Syndroms nach dem Urteil des Patienten in **gering, mäßig, stark oder sehr stark** ermöglicht [1].

Im klinischen Alltag hat sich die Verwendung von Fragebögen zur Vorselektion möglicher RLS-Patienten bewährt. Sehr gut eignet sich dafür die Checkliste RLS der Informationsbroschüre zum RLS-Syndrom der Firma Schering Berlin mit 10 Items.

Was hat das alles mit Parkinson zu tun?

Bezüglich der Ätiologie unterscheidet man eine idiopathische Form von einer symptomatischen oder sekundären Form des RLS. Während beim idiopathischen RLS keine andere Erkrankung als Ursache des RLS diagnostiziert werden kann, sind symptomatische Formen mit anderen internistischen oder neurologischen Erkrankungen assoziiert bzw. medikamentös bedingt.

- Ätiologische Formen des RLS

Idiopathisches RLS
- sporadisch
- hereditär – 50 – 60 % der idiopathischen Form, autosomal dominante Vererbung wird angenommen

Symptomatisches RLS
- Niereninsuffizienz/Dialyse
- Mangel an Eisen, Vitamin B_{12}, Folsäure und Magnesium
- Schwangerschaft, insbesondere im 3. Trimenon ca. 20 %
- Polyneuropathie/Radikulopathie
- **M. Parkinson**
- Rheumatoide Arthritis
- Spinozerebelläre Ataxie SCA 3

Pharmaka-induziertes RLS
- Neuroleptika, insbesondere Butyrophenone – Haloperidol

- Atypische Neuroleptika: Olanzapin
- Metoclopramid
- Tri- und tetrazyklische Antidepressiva
- Mianserin
- Lithium
- H_2-Blocker: Cimetidin
- Antikonvulsiva
- Östrogene
- Coffein

Hier schließt sich nun der Kreis und wir treffen auf den Morbus Parkinson als Ursache eines symptomatischen RLS.

Welche Rolle spielt das RLS bei M. Parkinson?

Nach einer Erhebung der *European Parkinson's Disease Association* aus dem Jahre **1999** klagen **mehr als 90%** der Parkinsonpatienten über Schlafstörungen in der Nacht und/oder Müdigkeit am Tag [9]. Im klinischen Alltag standen bisher motorische Funktionsstörungen wie Rigor, Tremor oder Akinese im Vordergrund therapeutischer Bemühungen. Fragebogenuntersuchungen zur Lebensqualität von Parkinsonpatienten zeigten jedoch eine überragende Bedeutung von Schlafstörungen [4]. Auch Berichte über das Auftreten von exzessiver Tagesmüdigkeit in Zusammenhang mit der medikamentösen Parkinsontherapie führten zur Intensivierung der Schlafforschung bei Morbus Parkinson. Die in den letzten Jahren entwickelten nichtinvasiven polysomnographischen Messtechniken ermöglichen ihrerseits eine deutliche Verbesserung der objektiven Erfassungsmöglichkeiten. Nach den bereits vorliegenden Untersuchungen können zahlreiche krankheitsspezifische oder -assoziierte Faktoren bei der Auslösung von Schlafstörungen eine Rolle spielen, zu denen auch das **Restless-Legs-Syndrom** zählt.

Mögliche Ursachen von Schlafstörungen bei Morbus Parkinson (nach Trenkwalder/Jörg) [9]

- *Krankheitsspezifische Symptome:* Tremor, nächtliche Akinese, Off-Dystonie
- *Krankheitsassoziierte motorische Phänomene:* REM-Schlaf-Verhaltensstörungen, **Restless-Legs-Syndrom**, Syndrom der periodischen Beinbewegungen
- *Atemregulationsstörungen:* Apnoe (obstruktiv, zentral, gemischt), Hypopnoe, nächtlicher laryngealer Stridor
- *Psychische Störungen:* Depression, Halluzinationen, Psychose, Angstattacken während Non-Motor-Offs
- *Parkinson-Medikation:* Levodopa, Dopaminagonisten

Wie häufig ist das RLS bei M. Parkinson?

Die *Prävalenz* des RLS in der Allgemeinbevölkerung beträgt ca. 5% und liegt damit wesentlich höher als die des IPS mit ca. 1%. Man bezeichnet es deshalb auch als *unbekannte Volkskrankheit*. Von den betroffenen Patienten leiden jedoch nur 1 – 2 % an einem schweren, behandlungsbedürftigen RLS, ein Parkinson-Syndrom bedarf jedoch in jedem Fall einer medikamentösen Therapie. Frauen sind etwas häufiger betroffen als Männer, beim IPS sind die Männer etwas in der Überzahl. Der Erkrankungsbeginn ist in jedem Alter möglich, auch im Kindesalter, eine besondere Häufung wird ab dem 30. Lebensjahr beschrieben. Die Krankheit weist zu Beginn einen schubförmigen Verlauf mit längeren beschwerdefreien Intervallen auf. Erst im Laufe der Jahre nehmen die Beschwerden zu und treten schließlich auch kontinuierlich auf. Im Vergleich dazu verläuft das IPS chronisch progredient. Beiden Krankheitsbildern gemeinsam ist eine ängstlich-depressive Persönlichkeitsveränderung bei den meisten der betroffenen Patienten. Der Leidensdruck bei Patienten mit einem schweren RLS geht häufig bis hin zu suizidalen Gedankengängen, Suizidhandlungen bei Morbus Parkinson werden eher selten beschrieben.

Die epidemiologischen Angaben zur Häufigkeit des RLS bei Morbus Parkinson sind sehr spärlich. *P. Clarenbach und M. Müller* [1] erwähnen in ihrer Monographie zum RLS das Parkinson-Syndrom als letzten Punkt in ihrer Übersicht der symptomatischen RLS-Formen. Verbale Beschreibungen reichen von häufig bis selten.

In großen Fragebogenuntersuchungen zu Schlafstörungen bei Morbus Parkinson wurden nächtliche Beinbewegungen mit oder ohne sensible Missempfindungen immer wieder erwähnt. In einer Arbeit von *Lees* et al. [3] aus dem Jahre 1988 klagten 33 % der befragten 220 Patienten über nächtliche Beinbewegungen. In einer Untersuchung von *D. Schwalen* et al. (1997) klagten 29 % der untersuchten 31 Patienten mit Early-onset-Parkinson über Missempfindungen, 17 % über eine Bewegungsunruhe der Beine. Aus beiden Items wurde ein RLS-Score gebildet, welcher eine hohe Korrelation von Einschlafstörungen mit RLS und dem Parkinson-Score zeigte [5]. Nach diesen Untersuchungen kann man davon ausgehen, dass Parkinsonpatienten in einem recht hohen Prozentsatz (ca. 20 – 30 %) an einem gleichzeitig vorhandenen symptomatischen RLS leiden. Da leichtere Formen des RLS durch die ohnehin bestehende spezifische dopaminerge Therapie suffizient behandelt werden und eventuell klinisch gar nicht in Erscheinung treten, wird die tatsächliche Häufigkeit der Assoziation beider Syndrome möglicherweise im klinischen Alltag unterschätzt.

Gibt es Besonderheiten des RLS bei M. Parkinson?

Am umfangreichsten äußert sich Trenkwalder (1998) in ihrer Monographie zum RLS zu dieser Problematik. Nach ihren Ausführungen entwickeln Parkinsonpatienten ein RLS meist erst im fortgeschrittenen Stadium der Erkrankung, parallel zum Auftreten von Wirkungsfluktuationen. Dabei ist die Seite der stärkeren Akinese oder des stärkeren Rigors auch bezüglich der RLS-Symptomatik deutlicher betroffen. Differenzialdiagnostisch sollten nächtliche Dyskinesien abgegrenzt werden, die eher eine Reduktion der nächtlichen dopaminergen Medikation erfordern. Typische RLS-Symptome entsprechen nach ihren Angaben meist einer Off-Symptomatik mit einem dopaminergen oder noradrenergen Defizit und es kommt zu einer deutlichen Besserung der RLS-Symptomatik bei M. Parkinson unter dopaminerger Medikation wie auch beim idiopathischen RLS.

Nicht unerwähnt bleiben sollte neben dieser krankheitsassoziierten Verbindung beider Syndrome, dass auch ein gemeinsames Vorkommen eines idiopathischen RLS und eines IPS möglich ist. In einer Arbeit von Lang (1987) wird kasuistisch über einen Patienten mit einem primär vorhandenen familiären RLS berichtet, bei dem sich Jahre später ein Parkinson-Syndrom entwickelte [2]. Bei der hohen Prävalenz des RLS in der Allgemeinbevölkerung ist dies nicht verwunderlich.

Auch sollte bei der Festellung eines Restless-Legs-Syndroms bei einem Parkinsonpatienten im Rahmen einer umfassenden Prüfung der Laborwerte eine andere mögliche Ursache für ein symptomatisches RLS ausgeschlossen werden. Aus unserer klinischen Erfahrung sind insbesondere Eisenmangelanämien und Vitamin-B12-Mangel als Begleiterkrankungen älterer Parkinsonpatienten häufig.

Im Rahmen der Medikamentenanamnese sollte neben den auch für Parkinsonpatienten kontraindizierten Dopamin-D2-Antagonisten nach trizyklischen Antidepressiva, Lithium und Koffein als möglichen krankheitsverstärkenden oder auslösenden Faktoren eines RLS gefragt werden.

Gibt es Verbindungen im Bereich der Ätiopathogenese?

Der Pathomechanismus des RLS ist nach wie vor unklar. Bisher war *keine anatomisch fassbare Läsion* abzugrenzen. Neurophysiologische, bildgebende und pharmakologische Untersuchungen legen nahe, dass es sich um eine komplexe Interaktion zentraler und peripherer Strukturen handelt. Eine wesentliche Rolle scheint eine *veränderte Exzitabilität auf spinaler Ebene* zu spielen, welche möglicherweise moduliert wird durch den *Einfluss supraspinaler Rhythmen auf Hirnstammebene.*

Pathophysiologisch ist das RLS eine passagere funktionelle zirkadiane Störung der dopaminergen/und opioidergen Neurotransmission [13]

Bei 50 – 60 % der idiopathischen RLS-Patienten ist eine *familiäre Häufung* nachweisbar, sodass hier genetische Faktoren an der Krankheitsentstehung beteiligt sind, ein *autosomal-dominanter* Erbgang wird angenommen, der entsprechende Gendefekt ist jedoch noch nicht gefunden worden [1].

Neurophysiologie und funktionelle bildgebende Verfahren

Interessante Übereinstimmungen beider Krankheitsbilder finden sich im Rahmen neurophysiologischer Untersuchungen.

Mittels *transkranieller Magnetstimulation* (TMS) können die Exzitabilität des motorischen Systems und das Niveau intrakortikaler inhibitorischer und exzitatorischer Neuronenkreise untersucht werden. Die durch TMS induzierten intrakortikalen inhibitorischen Effekte führen zu einer *silent period* (SP), welche bei RLS-Patienten in zwei Studien signifikant verkürzt war [13]. Auch beim Parkinson-Syndrom werden verkürzte SP-Zeiten gemessen. Im Gegensatz zum RLS wird jedoch eine pathologische Interside-Ratio mit Verkürzung auf der klinisch stärker betroffenen Seite beschrieben.

Eine verkürzte oder fehlende SP spricht für eine verminderte zentrale Inhibition oder eine Hyperexzitabilität des spinalen Motoneuronenpools [14]

Interessant ist der Vergleich der Ergebnisse verschiedener funktioneller bildgebender Verfahren.

^{123}IBZM-SPECT
Postsynaptischer striataler Dopamin-D2-Rezeptorstatus
- geringfügig reduzierte postsynaptische striatale Bindungskapazität bei RLS im Vergleich zu gesunden Kontrollen [7]
- normale IBZM-Anreicherung im Striatum beim IPS

Die postsynaptischen Dopaminrezeptoren sind beim idiopathischen Parkinson-Syndrom weitgehend intakt. Unter dopaminerger Therapie wird eher sogar eine höhere Bindungsaktivität gefunden.

IPT-SPECT
Präsynaptisches dopaminerges System/Dopamintransporter
- sehr geringfügige Veränderung des Dopamintransporters bei RLS [11]
- keine Seitenasymmetrie im IPT-Bindungsverhalten wie beim IPS
- keine Korrelation zum Ausmaß der Schlafstörungen
- keine Korrelation zur Dauer der Erkrankung wie beim IPS

Wenn man jedoch den absoluten Wert der reduzierten Bindungskapazität von RLS-Patienten mit dem Wert der betroffenen Seite von Parkinsonpatienten im Frühstadium ihrer Erkrankung vergleicht [6], ist das Bindungsverhalten nicht signifikant verändert. Er divergiert deutlich zu den ausgeprägten Befunden bei M. Parkinson.

^{18}F-DOPA-PET
- geringfügige Reduktion der mittleren ^{18}F-DOPA-Aufnahme im Putamen und Kaudatum bei RLS [10]

Auch hier ist bei M. Parkinson eine deutliche und seitendifferente Reduktion der mittleren ^{18}F-DOPA-Aufnahme im Putamen mehr als im Kaudatum zu erwarten.

Therapie

Beide Erkrankungen werden effizient mit Dopaminergika behandelt. 80 – 90 % aller Patienten mit RLS sprechen gut auf dopaminerge Substanzen an. Dabei kommen L-Dopa-Standard- und -Retardpräparate sowie Dopaminagonisten zum Einsatz. In der Zwischenzeit gibt es zahlreiche Studien zur Wirksamkeit von L-Dopa und allen zur Zeit auf dem Markt befindlichen Dopaminagonisten. Bei fehlendem Ansprechen auf eine dopaminerge Stimulation kommen als Mittel der zweiten Wahl Benzodiazepine und Opiate in Frage. Umfangreiche Therapieempfehlungen zum RLS finden sich bei bei Trenkwalder (1998). Im Vergleich zum M. Parkinson sind Wirkungsfluktuationen oder Dyskinesien bei RLS-Patienten bisher nicht beschrieben worden. Komplikationen der L-Dopa-Therapie sind jedoch auch bei diesem Krankheitsbild möglich.

Komplikationen der L-Dopa-Therapie beim RLS

Rebound-Effekt: Verlagerung der Symptome in den frühen Morgen, vor allem bei nicht retardierten L-Dopa-Präparaten,
Augmentation: Zeitliche Vorverlagerung der RLS-Beschwerden in den Tag, Zunahme der Beschwerdeintensität, Verkürzung der Ruhezeit vor dem Auftreten des RLS und Ausdehnung über die Beine hinaus [1].

Für das symptomatische RLS bei Parkinson gelten die gleichen Behandlungsempfehlungen. Nach Wetter et al. [11] sind L-Dopa-Retardpräparate und Dopaminagonisten beim symptomatischen RLS im Rahmen eines Parkinson-Syndroms therapeutisch meist wirksam. Bei mangelhaftem Ansprechen sollten ähnlich wie beim idiopathischen RLS Benzodiazepine oder Opiate zum Einsatz kommen. Umstritten ist der Einsatz trizyklischer Antidepressiva, unter denen einige Autoren eine Verschlechterung der RLS-Symptomatik vermuten. Da Trizyklika bei M. Parkinson aufgrund gleichzeitig bestehender depressiver Symptome oft zum Einsatz kommen, sollte man bei diesen Patienten besonders aufmerksam nach einer möglichen Restless-Legs-Symptomatik fragen.

Welche Therapieschemata gibt es bei RLS?

1999 wurden durch die American Academy of Sleep Medicine die folgenden Empfehlungen zur Therapie von RLS und PLMD (Periodic Limb Movement Disorder) veröffentlicht.

Richtlinien und Empfehlungen zur Therapie von RLS und PLMD

1. L-Dopa mit Decarboxylaseinhibitor und Pergolid sind bei der Behandlung von RLS und/oder PLMD wirksam.
2. Oxycodon und Propoxyphen sind bei der Behandlung von RLS und /oder PLMD wirksam.
3. Carbamazepin ist bei der Behandlung von PLMD und möglicherweise RLS wirksam.
4. Gabapentin ist bei der Behandlung von RLS und/oder PLMD wirksam.
5. Clonidin ist bei der Behandlung von RLS wirksam.
6. Eisensubstitution ist bei der Behandlung von RLS bei Patienten mit Eisenmangel wirksam.

7. Keine spezifischen Empfehlungen zur Behandlung von Schwangeren mit RLS oder PLMD möglich.
8. Keine spezifischen Empfehlungen zur Behandlung von Kindern mit RLS und/oder PLMD möglich.

Die Indikation zur Therapie eines RLS stellt sich aus dem subjektiven Leidensdruck des betroffenen Patienten bzw. dem Ausmaß der Schlafstörungen. Nach Trenkwalder erfolgt die Therapie stufenweise nach dem Schweregrad des RLS, möglichen Kontraindikationen sowie unter Beachtung zugrundeliegender Erkrankungen bei symptomatischen RLS-Formen.

Stufenschema zur Therapie des RLS (nach Trenkwalder)

Vorbereitung
1. Sicherung der Diagnose
2. Abklärung einer symptomatischen Genese
3. Überprüfung der Medikamentenanamnese

L-Dopa-Test
In Anlehnung an den bekannten L-Dopa-Test bei M. Parkinson zeigt sich auch beim RLS eine deutliche Besserung der klinischen Beschwerden bereits nach der ersten Gabe von 100 mg L-Dopa+DDCI.

Mittel der ersten Wahl
L-Dopa+DDCI
- Standardform bei Einschlafstörungen (100 – 200 mg)
- Retardierte Form bei Durchschlafstörungen (100 – 200 mg)
- Kombination beider Darreichungsformen möglich

Dopaminagonisten
Vorbehandlung mit Domperidon 3 × 10 – 20 mg
- Pergolid   bis 0,75 mg
- Bromocriptin   bis 7,5 mg
- Lisurid   bis 0,4 mg
- Ropinirol   bis 12 mg
- Pramipexol   bis 0,75 mg

Mittel der zweiten Wahl
- Opiate mit kurzer Halbwertszeit
  Tilidin   bis 50 mg
- Opiate mit langer Halbwertszeit
  Naloxon ret.   bis 150 mg
  Dihydrocodein   bis 80 mg
- Kombination Tilidin/Naloxon

Alternative Behandlungsmöglichkeiten

- Clonazepam
- Gabapentin

- Valproinsäure
- Carbamazepin
- Clonidin
- Kombinationstherapie dopaminerger oder opioiderger Substanzen mit
- Zolpidem

Literatur

1. Clarenbach P, Müller M (2000) Restless Legs Syndrom. UNI-MED, Bremen
2. Lang AE (1987) Restless Legs Syndrome and Parkinson's Disease: Insights into Pathophysiology. Clin Neuropharm 10 (5): 476–478
3. Lees AJ, Blackburn NA, Campbell VL (1988) The nighttime problems of Parkinson's disease. Clin Neuropharnacol 11: 512–519
4. Schäfer D (2000) Veränderungen des Schlafes beim Parkinson-Syndrom. In: Greulich W, Schäfer D et al. (Hrsg) Parkinson: Schlaf & Atmung. Blackwell-Wiss.-Verl., Berlin, Wien, Oxford
5. Schwalen S, Hausteiner C, Jörg J (1997) Subjektive Schlafstörungen bei Early-onset-Parkinson-Patienten. Akt Neurologie 24: 110–113
6. Schwarz J, Linke R, Kerner M et al. (2000) Striatal dopamine transporter bindings assessed by I-123 IPT and single photon emission computed tomography inpatients with early Parkinson's disease. Arch Neurol 57: 205–208
7. Staedt J, Stoppe G, Kögler A et al. (1995) Nocturnal myoclonus syndrome (periodic movements in sleep) related to central dopamine D2-receptor alteration. Eur Arch Psychiatry Clin Neurosci 245: 8–10
8. Trenkwalder C (1998) Restless Legs Syndrom. Springer, Berlin, Heidelberg
9. Trenkwalder C (2001) Unruhig in der Nacht – müde am Tag. Nervenarzt 72 (3): 3–4
10. Turjanski N, Lees AJ, Brooks DJ (1999) Striatal dopaminergic function in restless legs syndrome. Neurology 52: 932–937
11. Wetter T, Collado Seidel V, Scheidtmann K, Trenkwalder C (1997) Sleep measures in Parkinson syndromes. Sleep Res, in press
12. Winkelmann J (2000) Klinik, Diagnostik, Pathophysiologie und Therapie des Restless-legs-Syndroms. In: Greulich W, Schäfer D et al. (Hrsg) Parkinson: Schlaf & Atmung. Blackwell-Wiss.-Verl., Berlin, Wien, Oxford
13. Winkelmann J, Trenkwalder C (2001) Pathophysiologie des Restless-legs-Syndroms. Nervenarzt 72: 100–107
14. Ziemann U, Lönnecker S, Paulus W (1995) Inhibition of human motor cortex by ethanol. Brain 118: 1347–1446

Diskussion zum Vortrag: RLS und Morbus Parkinson

Gibt es Möglichkeiten, RLS im Schlaflabor zu diagnostizieren?

Die Diagnose eines RLS ist zunächst klinisch nach den bereits vorgestellten Diagnosekriterien zu stellen. Unter bestimmten Bedingungen ergibt sich jedoch die Indikation zur Durchführung einer Polysomnographie:

Indikation zur Durchführung einer Polysomnographie (nach Trenkwalder)

- RLS wird vermutet, Anamnese und Klinik jedoch unsicher
- fehlende Response der Symptomatik auf dopaminerge Therapie

- Verdacht auf erhöhte Tagesmüdigkeit anderer Genese
- vor Beginn einer Dauermedikation bei jungen Erwachsenen, Kindern und Jugendlichen

Das wichtigste Merkmal in der PSG beim RLS sind die periodischen Beinbewegungen und die dadurch ausgelösten Veränderungen im EEG. Sie zählen zu den fakultativen Zusatzkriterien der RLS Study Group und sind bei 80 – 90 % der RLS-Patienten nachweisbar.

Optisches System und Morbus Parkinson

T. BÜTTNER

Visuelle Störungen sind mit die häufigsten extramotorischen Funktionsstörungen, die man bei Patienten mit Parkinson-Syndromen feststellen kann. Während noch James Parkinson selbst in seiner klassischen Arbeit „Essay on the shaking palsy" 1817 ausdrücklich hervorhob, dass „Sinne und Intellekt" nicht betroffen sind, zählen Symptome seitens einer Funktionsbeeinträchtigung des visuellen Systems heute neben den olfaktorischen Störungen zu den häufig festzustellenden Wahrnehmungsstörungen, die eine Beteiligung sensorischer Systeme beim idiopathischen Parkinson-Syndrom belegen [7, 37, 73]. Spontane Angaben der Patienten über Sehstörungen gibt es allerdings selten, und sie sind zumeist wenig charakteristisch. Erst durch Anwendung subtiler psychophysikalischer und neurophysiologischer Methoden können die bei einzelnen Patienten sehr ausgeprägten Störungen des visuellen Systems erfasst und objektiviert werden.

Okulomotorik

Die Augenmotilität ist bei Parkinsonpatienten bereits sehr früh umfassend untersucht worden, weil man sich über das Studium des sehr präzise arbeitenden okulomotorischen Systems Rückschlüsse auf die Natur der motorischen Störung bei M. Parkinson überhaupt erhoffte.

Sakkadische Augenbewegungen können bei Parkinsonpatienten Latenz-verlängert und Amplituden-reduziert sein, wohingegen die Geschwindigkeit der Augenbewegung normal ist [29, 30]. Infolge der Amplituden-Reduktion können größere Sakkaden in mehrere kleinere Schritte zerlegt werden. Parkinsonpatienten unterschieden sich von altersgleichen Gesunden bei sakkadierten Augenbewegungen, die einem vorhersagbaren Stimulus folgten, indem sie nicht das Phänomen der Antizipation zeigten wie Gesunde: Während Gesunde bereits vor Richtungsänderung des Stimulus eine Sakkade präsentierten, erfolgte dies bei Parkinsonpatienten erst nach Richtungsänderung des Reizes [14]. Bei „erinnerten" Sakkaden war die initiale Amplitude oft zu gering, und die Einstellung der Augen erfolgte dysmetrisch. Demgegenüber sind die glatten Augenfolgebewegungen bei Parkinsonpatienten nicht gestört [30].

Achromatisches Sehen

Konventionelle Untersuchungen der Sehschärfe und des Gesichtsfeldes haben bei Parkinsonpatienten zunächst keine Befunde erbracht, die eine Beteiligung des visuellen Systems belegen konnten. Erst die Präsentation wenig kontrastgebender Buchstaben ermöglichte den Nachweis visueller Wahrnehmungsstörungen. Vereinzelt wurde aber auch eine Minderung der Sehschärfe bei Patienten mit M. Parkinson berichtet [7, 60].

Verschiedene Arbeitsgruppen haben sehr eingehende Untersuchungen der achromatischen visuellen Kontrastwahrnehmung bei Parkinsonkranken vorgenommen [8, 9, 24, 27, 48, 52, 62, 65, 78]. Die Messung beruht auf der Bestimmung der Wahrnehmungsschwelle für Schwarz-Weiß-Streifenmuster, die mit definierter zeitlicher und räumlicher Frequenz dargeboten werden. Die spatiale (= räumliche) Frequenz ist ein Maß für die Breite der Stimuli und wird angegeben in Zyklen pro Grad Sehwinkel (cpd), wobei ein Zyklus die Kombination eines weißen mit einem schwarzen Streifen umfasst. Je höher die Raumfrequenz ist, um so schmaler sind die dargebotenen Streifen. Diese Muster können statisch angeboten oder flickernd mit variabler zeitlicher Frequenz präsentiert werden. Die Fähigkeit zur Kontrastwahrnehmung wird als Kontrastsensitivität bezeichnet, die als Reziprok der Wahrnehmungsschwelle angegeben wird. Die Kontrastsensitivität reflektiert sowohl retinale als auch zerebrale Funktionen. Sie ist abhängig von der zeitlichen und räumlichen Frequenz der Stimuli mit einem physiologischen Maximum bei einer Raumfrequenz von 4,8 cpd und einer zeitlichen Stimulationsfrequenz von 8 Hz. Für höhere und niedrigere zeitliche und spatiale Frequenzen nimmt die Kontrastsensitivität jeweils ab (umgekehrte U-Funktion). Dieses charakteristische physiologische frequenzabhängige Profil der Kontrastsensitivität mit einem Maximum im Bereich mittlerer zeitlicher und spatialer Frequenzen ist vermutlich Ausdruck der lateralen Inhibitionen in der Retina. Dieses Profil geht bei Parkinsonkranken verloren [8, 24].

In einigen Untersuchungen wurden Sensitivitätsverluste insbesondere für mittlere und höhere Raumfrequenzen bei statischer Stimulus-Präsentation festgestellt [7]. Außerdem gab es manchmal eine Verstärkung der Kontrastsensitivität im niedrigen Raumfrequenzbereich bei Parkinsonpatienten im Vergleich zu Gesunden ebenso wie bei gesunden Probanden, die mit Neuroleptika behandelt worden sind [48]. Erklärt wird dieses Phänomen als Folge einer Abnahme der Umgebungs-Inhibierung infolge gehemmter retinaler dopaminerger Transmission. Hutton et al. [52] haben dabei festgestellt, dass Patienten im fortgeschrittenen Krankheitsstadium (Stadium 4 nach Hoehn und Yahr) eine schwere Einbuße der achromatischen Kontrastwahrnehmung hatten über den gesamten Bereich der Raumfrequenzen, wohingegen Patienten im frühen Krankheitsstadium 1 eine erhöhte Sensitivität für niedrige Raumfrequenzen aufwiesen. Patienten im Krankheitsstadium 2 und 3 zeigten eine generell erniedrigte Kontrastempfindlichkeit, die aber für niedrige Raumfrequenzen deutlich weniger ausgeprägt war als für hohe Raumfrequenzen. Mit Fortschreiten der Erkrankung überlagert sich somit dem relativen Sensitivitätsgewinn im unteren Raumfrequenzbereich ein generalisierter Verlust der Kontrastempfindlichkeit.

Andere Arbeitsgruppen haben einen selektiven Ausfall im mittleren Raumfrequenzbereich („notch loss") festgestellt, der oft nur bei individueller Auswertung der Testergebnisse einzelner Patienten auffielen und durch Mittelwertberechnungen bei Patientenkollektiven wieder verschwinden kann [24]. Das Auftreten eines notch loss impliziert eine selektive Schädigung einzelner Neuronenpopulationen des visuellen Systems, wohingegen die im fortgeschrittenen Krankheitsstadium nachgewiesene globale Funktionsstörung auch für eine Schädigung des gesamten neuronalen Systems spricht, das für die visuelle Kontrastverarbeitung zuständig ist.

Untersuchungen, in denen die Reize nicht nur mit Variation der Raumfrequenzen, sondern auch mit unterschiedlichen Zeitfrequenzen flickernd präsentiert wurden, haben zusätzliche interessante Ergebnisse zeigen können. Bodis-Wollner [9, 10] hat einen Patienten mit motorischen Fluktuationen berichtet, den er während der „On"- und der „Off"-Phasen der Beweglichkeit untersuchen konnte. Während der „Off"-Phase kam es zu einem Sensitivitätsverlust bei Präsentation mit 4 Hz. Eine andere Abeitsgruppe untersuchte die Wahrnehmung von stationären und bewegten Kontraststimuli mit unterschiedlichen Raumfrequenzen [65]. Die Untersuchung zeigte keine Unterschiede zwischen Patienten und einer Altersvergleichsgruppe für stationäre Stimuli. Dagegen war die Wahrnehmung bewegter Stimuli bei Präsentation mit 1 bzw. 3 Hz und 1 bzw. 4 cpd bei Parkinsonpatienten schlechter als bei Kontrollen. Keine Unterschiede bestanden, unabhängig von der Zeitfrequenz, bei 0,25 cpd und bei 9 Hz. Auch in nachfolgenden Studien, jeweils mit unterschiedlichen experimentellen Designs, ergaben sich Hinweise für eine Beeinträchtigung bewegter Stimuli mit niedrigem Kontrast [84].

Interessanterweise ließ sich zeigen, dass die Einschränkung der Kontrastwahrnehmung bei Parkinsonpatienten abhängt von der Orientierung der angebotenen Stimuli [26, 74]. Man könnte aus diesem Ergebnis folgern, dass die Ursache der Sehstörung bei Parkinsonkranken nicht auf retinaler, sondern auf kortikaler Ebene zu lokalisieren ist, da orientierungsspezifische Neurone bei Säugetieren nicht peripher des visuellen Cortex nachzuweisen sind [51]. Orientierungsspezifische Neurone, die auf vertikal ausgerichtete Muster ansprechen, finden sich beispielsweise in der Area V2 des visuellen Cortex. Trick et al. [84] konnten zeigen, dass Parkinsonpatienten im Vergleich zu Gesunden insbesondere die horizontale Achse visueller Reize schlecht beurteilen konnten, wohingegen sie sich in der Wahrnehmung der vertikalen Achse nicht von Gesunden unterschieden. Dieses Ergebnis würde dafür sprechen, dass V2 bei M. Parkinson nicht in seiner Funktion gestört ist.

Farbensehen

Im letzten Jahrzehnt konzentrierten sich eine Reihe von Untersuchungen auf das Farbsehvermögen bei M. Parkinson. Während initiale Untersuchungen an bereits medikamentös behandelten Patienten durchgeführt worden waren, ließen sich die Hinweise auf eine gestörte Farbwahrnehmung bei M. Parkinson später auch bei nicht behandelten De-novo-Patienten reproduzieren. Die gestörten Funktionen des chromatischen Sehsystems hängen also mit der Erkrankung selbst und nicht mit ihrer Behandlung zusammen.

Ausgehend von anekdotischen Beobachtungen über eine gestörte Farbkonturwahrnehmung bei einzelnen Patienten haben wir einen computerunterstützten psychophysiologischen Versuchsaufbau entwickelt, mit dessen Hilfe die chromatische und achromatische Konturwahrnehmung systematisch untersucht werden konnte [15, 16, 18]. Prinzip der Untersuchung ist die Erkennung von farbigen und unbunten Segmenten eines horizontalen Balkens, die sich sukzessive verbreitern, um nach einer definierten Zeit zu einem homogenen Balkenmuster zu verschmelzen. Der Balkenstimulus wird flickernd mit definierter temporaler Frequenz präsentiert. Sobald der Untersuchte die Verschmelzung der Segmente zu einem kompletten Balken wahrnimmt, wird der Versuch beendet. Die Latenz bis zu der wahrgenommenen Verschmelzung wird gemessen, das Ergebnis wird als Quotient zur tatsächlich verstrichenen Zeit bis zur Fusion der Segmente angegeben und als „Konturverschmelzungszeit" (KVZ) bezeichnet. Parkinsonpatienten hatten im Vergleich zu altersentsprechenden Gesunden kürzere KVZ-Werte für alle farbigen Stimuli, nicht aber für schwarze und graue Reize. Die varianzanalytische Auswertung zeigte, das neben der Diagnose Parkinson-Syndrom temporale Frequenz, Farbton und Farbcharakter einen signifikanten Einfluss auf das Messergebnis hatten. Die Unterschiede zwischen Parkinsonkranken und Gesunden waren ausgeprägter bei höherer temporaler Stimulationsfrequenz und schwellennahen (blassen) Farben. Das Ausmaß der Störung der Farbkonturwahrnehmung war weder vom Erkrankungsstadium noch vom Schweregrad der Parkinson-Symptome abhängig. Als relevante klinische Einflussgröße stellte sich die Neigung zur Entwicklung visueller Halluzinationen dar sowie das Ergebnis des Subtests I der UPDRS (mentale Funktionen) [22]. Psychosegefährdete Kranke unterschieden sich insbesondere hinsichtlich der Farbkonturwahrnehmung der Farbe Rot von Patienten ohne Psychoseneigung.

Umfassend untersucht wurde auch die Fähigkeit zur Diskrimination ähnlicher Farbreize mit Hilfe des Farnsworth-Munsell-10-Farben-Testes [19, 72]. In diesem Test müssen 86 isoluminante Farbproben hinsichtlich ihrer Ähnlichkeit geordnet werden. Behandelte und unbehandelte Parkinsonpatienten machten in diesem Test in mehreren unabhängig voneinander durchgeführten Studien signifikant mehr Fehler als Angehörige einer Altersvergleichsgruppe aus gesunden Probanden (Abb. 1). Das Ausmaß der Farbdiskriminationsstörung korrelierte

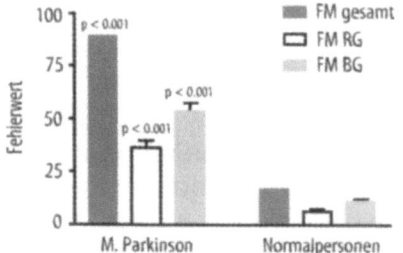

Abb. 1. Durchschnittliche Fehlerwerte im Farbdiskriminationstest (Farnsworth-Munsell-100-Farben-Test) bei 60 Patienten mit idiopathischem Parkinson-Syndrom und 60 altersgleichen Kontrollpersonen (BG: Subtest Blau-Gelb, RG: Subtest Rot-Grün).

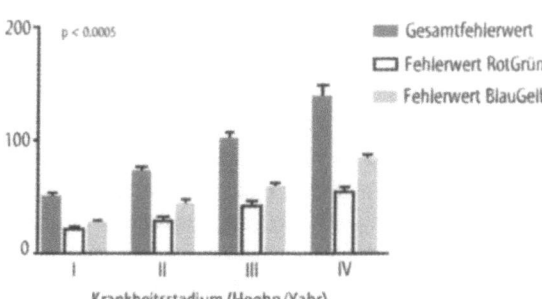

Abb. 2. Durchschnittliche Fehlerwerte im Farnsworth-Munsell-100-Farben-Test bei 60 Parkinsonpatienten in Abhängigkeit vom Krankheitsstadium.

mit der Krankheitsdauer und dem Schweregrad der motorischen Störung (Abb. 2) [67]. Hingegen bestand keine Korrelation zwischen den Fehlerwerten im Farnsworth-Munsell-Test und der Bindung von [^{123}J] b-CIT (SPECT; ratio striatum/cerebellum), welche das Ausmaß der dopaminergen Degeneration in den Basalganglien widerspiegelt [68]. Somit repräsentierte die Farbdiskriminationsmessung eine rein extranigrale Funktionsstörung. Die Farbdiskriminationsstörung der Parkinsonpatienten unterschied sich in ihren Eigenschaften wesentlich von denen der gestörten Farbkonturwahrnehmung. Letztere war abhängig von psychischen Funktionen und der Psychoseneigung, wohingegen die Farbdiskriminationsstörung vom Stadium und von der Dauer der Parkinsonschen Erkrankung abhing. Diese Unterschiede könnten darauf hinweisen, dass beide Funktionsstörungen auf differenten pathophysiologischen Grundlagen beruhen. Da die Farbkonturwahrnehmung mit organisch-psychischen Phänomenen assoziiert ist, erscheint es naheliegend, für ihre Störung eine zentrale (kortikale) Funktionsstörung anzunehmen. Demgegenüber reflektiert die Farbdiskriminationsstörung möglicherweise das Ausmaß des dopaminergen Mangelzustandes im visuellen System, vermutlich vorwiegend auf retinaler Ebene (s. u.).

Weiterführende Untersuchungen zeigten, dass vor allem das Blau-Zapfen-System des Sehens bei Parkinsonpatienten betroffen ist [49]. So war die Farbkontrast-Erkennungsschwelle für isoluminante Buchstabenreize im Blau-Gelb-Bereich bei Parkinsonpatienten höher als bei Gesunden, nicht hingegen im Rot-Grün-Bereich. Auch konnte eine Wahrnehmungsstörung für sich bewegende Stimuli vor allem für das Blau-Gelb-System gezeigt werden. Die besondere Empfindlichkeit des Blau-Gelb-Sehens wird damit erklärt, dass die Blau-Zapfen der Retina in erheblich geringerer Zahl vorkommen als Rot- und Grün-Zapfen. Außerdem ist ihr Reaktionsbereich begrenzt, und sie sind empfindlicher gegenüber physikalischen Schäden als die anderen Rezeptoren.

Neurophysiologische Untersuchungen

Erste Untersuchungen der visuell evozierten Potenziale bei Parkinsonpatienten förderten widersprüchliche Ergebnisse zutage: In einigen Studien wurden verlängerte Latenzen bei bis zu 70% der Parkinsonkranken berichtet, andere Untersuchungen zeigten normale Befunde bei Parkinsonkranken [5, 6, 32, 34, 42, 44,

45, 56, 66]. Darauf aufbauende Untersuchungen konnten zeigen, dass die Rate pathologischer VEP-Befunde bei Parkinsonpatienten abhängt von der Variation der gewählten Stimulusbedingungen (spatiale und temporale Frequenz, Kontrast) [63, 71, 82]. Die VEP-Veränderungen bei M. Parkinson sind am ausgeprägtesten für mittlere spatiale Frequenzen von 2 bis 4 cpd sowie bei Kontrasten unter 50%. Der Zusammenhang der pathologischen VEP-Veränderungen mit Krankheitsstadium und Schweregrad der motorischen Einbußen wird ebenfalls unterschiedlich beurteilt.

Aufgrund der zum Teil sehr ausgeprägten interokulären Latenzdifferenzen folgerte Bodis-Wollner [6, 7], dass den VEP-Latenzverlängerungen am ehesten eine retinale Ursache zugrunde liegt. Diese Hypothese gab Anlass dazu, systematisch elektroretinographische (ERG) Untersuchungen durchzuführen, die ebenfalls wieder zu unterschiedlichen Ergebnissen in Abhängigkeit von den verwendeten Stimuli führten [54, 70, 83]. Einige Untersuchungen, die Flicker-ERG oder Umkehrmuster-ERG verwendeten, unterstützen die Hypothese einer retinalen Verursachung der Störungen mit Nachweis verlängerter Latenzen. Schwieriger zu interpretieren sind die Ergebnisse bezüglich der Amplituden der ERG. Flash-ERG, die nach allgemeiner Ansicht in erster Linie die Funktion der äußeren Retina-Schichten reflektieren (Rezeptoren, Bipolarzellen, Gliazellen), produzierten bei Parkinsonpatienten normale, erhöhte und reduzierte Amplituden der P50-Komponente. Ebenso war der Effekt einer dopaminergen Stimulation auf die ERG-Amplituden heterogen [2, 46, 55]. Umkehrmuster-ERG-Ableitungen zeigten bei Parkinsonpatienten im mittleren Raumfrequenzbereich Amplituden-Reduktionen sowie eine Verschiebung des relativen Amplitudenmaximums in einen niedrigeren spatialen Frequenzbereich als bei Gesunden. Simultane Ableitungen der VEP und ERG bei nicht medikamentös behandelten Patienten im frühen Stadium ihrer Erkrankung zeigten vor allem für höhere spatiale Frequenzen pathologische Befunde erheblichen Ausmaßes. Die dabei erhaltenen Veränderungen der VEP waren durch die gemessenen ERG-Veränderungen nicht komplett zu erklären, sodass die Autoren neben einer peripherretinalen auch eine zentrale Überleitungsstörung im visuellen System vermuten [28].

Nur wenige elektrophysiologische Untersuchungen haben sich mit dem chromatischen visuellen System beschäftigt. Barbato et al. [1] haben VEP mittels farbiger Stimuli an 20 Parkinsonkranken abgeleitet und mit den Befunden altersentsprechender gesunder Referenzpersonen verglichen. Als Stimulus diente ein Schachbrettmuster, welches rote, grüne, blaue und schwarze Felder enthielt. In jedem Test wechselte jeweils ein Feld einer bestimmten Farbe mit dem schwarzen Stimulus, während die anderen beiden Farben unverändert weiter präsentiert wurden. Auf diese Weise wurden Rot-VEP, Grün-VEP und Blau-VEP abgeleitet. Die jeweiligen P2-Latenzen der Parkinsonkranken waren im Mittel für alle verwendeten Stimuli länger als diejenigen Gesunder, wobei diese Unterschiede statistisch nicht signifikant waren. Allerdings verkürzten sich die Latenzen der Farb-VEP bei Parkinsonpatienten statistisch signifikant in Phasen guter Beweglichkeit, ohne dass entsprechende Befundnormalisierungen der achromatischen VEP feststellbar waren.

In einer eigenen Untersuchung wurden zur Auslösung chromatischer VEP Schachbrettumkehrmuster-VEP benutzt, in denen jeweils isoluminante gegenfarbige Felder miteinander wechselten [21]. Auf diese Weise wurden Blau-Gelb- und Rot-Grün-Potenziale evoziert. Zu Vergleichszwecken wurden VEP mittels kontraststarker und kontrastarmer achromatischer Stimuli erzeugt. Die P100-Latenzen aller VEP waren bei Patienten signifikant länger als bei Gesunden. Die Unterschiede waren bei Verwendung achromatischer Muster größer als unter farbigen Schachbrettmustern. Insgesamt war die Rate pathologischer Befunde der Farb- bzw. Niedrigkontrast-VEP gering verglichen mit VEP unter kontrastreichen Schwarz-Weiß-Mustern. Allerdings gab es einzelne Patienten, die nur unter Verwendung kontrastschwacher oder farbiger Schachbrettmuster pathologische VEP aufwiesen, unter kontrastreicher achromatischer Stimulation hingegen normale VEP. Die Rate pathologischer Latenzverlängerungen betrug unter konventioneller achromatischer Reizung etwa 40%, erhöhte sich aber unter Einbeziehung kontrastarmer und chromatischer Stimuli auf etwa 60%. Ein Fünftel dieser Patienten war nur mit Hilfe der Farb-VEP zu identifizieren.

Visuelle Halluzinationen

Das Auftreten von Halluzinationen und oneiroiden Delirien bei Patienten mit Parkinson-Syndromen, insbesondere in fortgeschrittenen Krankheitsstadien, wurde erstmals 1906 durch Regis beschrieben, somit lange vor Einführung der L-Dopa-Therapie. Psychotische Symptome mit visuellen Halluzinationen und visuellen Fehlwahrnehmungen sind aber seit den 60er Jahren mit Etablierung der L-Dopa-Behandlung sehr viel häufiger beobachtet worden [43]. In systematischen Untersuchungen sind komplexe visuelle Halluzinationen in mehr als 25% der untersuchten Parkinsonpatienten berichtet worden. Das Risiko zur Entwicklung psychotischer Symptome ist korreliert mit Alter, begleitender Demenz, Krankheitsdauer, Depression und Schlafstörungen [25, 76]. Ursächlich wird die chronische L-Dopa-Gabe wie auch die Applikation anderer Medikamente angeschuldigt, wobei möglicherweise die Überstimulation serotonerger Rezeptoren eine wichtige pathogenetische Rolle spielt. Die genaue Pathophysiologie der Psychose bei nichtdementen Parkinsonpatienten mit unauffälliger psychiatrischer Vorgeschichte ist letztendlich ungeklärt [57].

In unseren eigenen Untersuchungen bestanden Zusammenhänge zwischen der Manifestation von visuellen Halluzinationen und bestimmten Funktionsstörungen des visuellen Systems [21, 22]. So war die Neigung zur Entwicklung psychotischer Symptome die Haupteinflussgröße für die gestörte Farbkonturwahrnehmung von Patienten mit Parkinson-Syndrom (s. o.). Zudem wiesen Kranke mit optischen Halluzinationen signifikant längere Latenzen und niedrigere Amplituden ihrer VEP auf als vergleichbare Parkinsonpatienten ohne psychotische Symptome (Tabelle 1). Während die Latenzveränderungen vor allem die achromatischen VEP betrafen, fanden sich ausgeprägtere Amplitudenänderungen überwiegend unter chromatischer Reizung. In einer anderen Studie konnte dargestellt werden, dass Parkinsonpatienten mit visuellen Hallu-

Tabelle 1. P100-Latenzen der VEP bei 35 Parkinsonpatienten unter verschiedenen Stimulationsbedingungen (Achr.hk. = Schachbrettmuster schwarz-weiß mit hohem Kontrast; Achr.nk. = Schachbrettmuster grau-weiß mit niedrigem Kontrast; RG = Schachbrettmuster Rot-Grün; BG = Schachbrettmuster Blau-Gelb). Unterschieden wurden Patienten mit und ohne visuelle Halluzinationen während des aktuellen stationären Aufenthaltes

	Halluzinationen vorhanden	Halluzinationen nicht vorhanden
Achr.hk	133,0 ± 7,3	119,6 ± 11,8***
Achr.nk	133,8 ± 7,2	124,6 ± 17,6*
RG	129,5 ± 8,2	124,5 ± 16,4(*)
BG	134,3 ± 13,1	124,1 ± 16,6*
Alter/UPDRS III	67,0 / 23,1	65,6 / 22,6

zinationen in der Farbdiskrimination und der achromatischen Kontrastwahrnehmung schlechter abschnitten als eine Vergleichspopulation aus Parkinsonpatienten ohne visuelle Halluzinationen [33]. Beide Patientenkollektive waren vergleichbar hinsichtlich anderer klinischer Kenngrößen wie Krankheitsdauer, Krankheitsschweregrad, Sehschärfe und Medikation. Vermutlich geht die Disposition zu visuellen Halluzinationen bei Parkinsonpatienten mit ausgeprägteren Funktionsstörungen im zentralen visuellen System einher. Hypothetisch könnte angenommen werden, dass visuelle Halluzinationen bei Parkinsonpatienten entstehen, indem eine gestörte neuronale Übertragung im zentralen visuellen System zur Disinhibition in untergeordneten neuronalen Strukturen führt. Dieses Modell ähnelt älteren Theorien, wonach Halluzinationen als Folge einer sensorischen Deprivation aufzufassen sind, welche zur spontanen unkontrollierten Aktivität in subkortikalen Neuronen führt [58, 81]. So werden beispielsweise komplexe visuelle Halluzinationen in 21% von 104 konsekutiven Patienten mit Visusstörungen unterschiedlichen Schweregrades berichtet [61]. Die von uns erhobenen VEP-Befunde im psychosenahen Stadium waren gegensätzlich zu jenen, die bei Alkoholikern im Prädelir erhoben wurden. Das Alkoholentzugssyndrom ist gekennzeichnet durch verkürzte Latenzen und erhöhte Amplituden der VEP, ähnlich wie bei Patienten mit epileptischen Anfällen [77]. Während visuelle Halluzinationen im Prädelir somit eher als Ausdruck einer Hyperexzitabilität des visuellen Systems aufzufassen sind, sind diejenigen von Parkinsonpatienten Folge der sensorischen Deprivation und des gestörten „Inputs" in die Sehrinde. Denkbar ist, dass für die gemeinsame Pathophysiologie von Sehstörungen und Halluzinose-Neigung nichtdopaminerge, z.B. serotonerge Mechanismen verantwortlich sind.

Pharmakologische Untersuchungen

Der Nachweis visueller Funktionsstörungen bei bisher nicht medikamentös behandelten Parkinsonpatienten sowie ihre partielle Abhängigkeit von Krankheitsstadium und Schwere der motorischen Symptome legen nahe, dass die

Tabelle 2. Übersicht über untersuchte Medikamentenwirkungen auf visuelle Funktionen bei M. Parkinson (n.u. = nicht untersucht)

	Kontrastsehen	Farbdiskrimination	Farbkonturensehen	VEP
L-Dopa	+++	+++	+ /variabel	++
Apomorphin	++	++	+	n.u.
Amantadin	n.u.	0	(+)/sehr variabel	n.u.
Ondansetron	0	0	0	n.u.
Coenzym Q	n.u.	+++	n.u.	n.u.

visuellen Störungen im direkten Zusammenhang mit der Pathophysiologie des Parkinson-Syndromes stehen. Dopamin ist ein gesicherter retinaler Neurotransmitter, wurde aber auch im zentralen visuellen System im visuellen Kortex und im Corpus geniculatum laterale identifiziert [3, 13, 31, 50, 79]. Als retinaler Neurotransmitter moduliert Dopamin die rezeptiven Felder der Bipolar- und Ganglienzellen in Abhängigkeit von der Helligkeit, was als Grundlage der Dunkeladaptation angesehen wird [36, 38, 39, 41, 64]. Harnois und DiPaolo [47] haben in der Retina von 3 verstorbenen Parkinsonpatienten einen erniedrigten Dopamin-Gehalt gemessen. Naheliegend ist daher die Hypothese, dass den Sehstörungen bei M. Parkinson ein Dopaminmangel auf einer oder mehreren Ebenen des visuellen Systems zugrunde liegt [69]. Bodis-Wollner et al. [7] haben visuelle Funktionen während Phasen schlechter und guter motorischer Beweglichkeit untersucht. Sechs von 13 Parkinsonpatienten hatten während einer klar definierten „Off"-Phase signifikante Veränderungen ihrer achromatischen Kontrastwahrnehmung im Vergleich zur „On"-Phase.

Um die Pathophysiologie der Sehstörungen bei M. Parkinson weiter zu erhellen, wurden einige pharmakologische Untersuchungen durchgeführt (Zusammenfassung in Tabelle 2). Nach Einleitung einer L-Dopa-Therapie wurden in kleineren Untersuchungsserien Normalisierungen vorbestehender pathologischer Kontrastempfindlichkeiten festgestellt, sowohl was die Wahrnehmungsleistung für einzelne spatiale Frequenzen wie auch das Gesamtprofil der Kontrastsensitivität betrifft [11, 25, 35, 53]. Auch neurophysiologische Befunde verbesserten sich bei Parkinsonkranken unter Einleitung einer dopaminergen Therapie. Amplituden und Latenzen der ERG haben sich unter L-Dopa-Therapie normalisiert [55]. Ebenso wurde nach mehrwöchiger L-Dopa-Therapie eine Normalisierung von VEP-Befunden berichtet [80]. Bhaskar et al. [4] haben bei 47 Patienten 3 Monate nach Initiierung einer L-Dopa-Therapie parallel zur Verbesserung der motorischen Befunde eine Verkürzung von P100-Latenzen festgestellt. Wir haben in einer eigenen Untersuchung die Wirkung einer einmaligen morgendlichen L-Dopa-Dosis auf die Farbdiskrimination gemessen parallel zur standardisierten Erfassung des motorischen Befundes [17]. Dabei zeigte sich eine signifikante Verbesserung der Farbdiskriminationsfähigkeit durch L-Dopa-Gabe, parallel zur Verbesserung des motorischen Befundes (Abb. 3). Unter gleichen Untersuchungsbedingungen konnte eine Normalisierung der

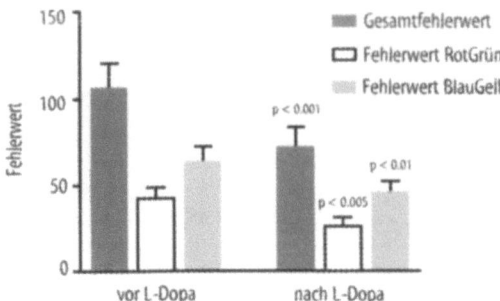

Abb. 3. Durchschnittliche Fehlerwerte im Farnsworth-Munsell-100-Farben-Test bei 19 Parkinsonpatienten vor und nach Einnahme der morgendlichen L-Dopa-Dosis (100 mg).

Farbkonturwahrnehmung gemessen werden. Das parenteral zu applizierende Dopaminergikum Apomorphin führte zu einer nicht signifikanten Verbesserung der Farbdiskriminationsleistung [23]. Demgegenüber hatte Apomorphin einen farbabhängigen signifikanten Effekt auf die Farbkonturwahrnehmung: Die Konturverschmelzungszeit für rote, gelbe und blaue Stimuli verlängerte sich nach Apomorphingabe, d.h. sie entsprach dann eher den bei Normalpersonen gemessenen Werten, wohingegen die Konturverschmelzungszeiten für grüne Stimuli nach Apomorphingabe kürzer wurden. Die achromatische Konturwahrnehmung wurde durch Apomorphin praktisch nicht beeinflusst. Die etwas unterschiedlichen Wirkungen einer dopaminergen Stimulation mit L-Dopa, verglichen mit denen von Apomorphin, trotz der bekannten pharmakologischen Ähnlichkeiten der beiden Substanzen, können mit unterschiedlicher Rezeptoraffinität erklärt werden. Möglich wäre aber auch, dass die Wirkungen beider Substanzen sich lediglich im motorischen System ähneln, im visuellen System aber verschieden sind.

Eine dreitägige intravenöse Behandlung mit Amantadin hat die Farbdiskriminationsfähigkeit von Parkinsonkranken nicht wesentlich verändert, wohingegen sich die motorischen Befunde und die Reaktionszeiten signifikant verbesserten [20]. Der Effekt auf die Farbkonturwahrnehmung war gering und, abhängig von den jeweils verwendeten Farben, sehr heterogen. Der geringe bzw. fehlende Effekt der Amantadine auf visuelle Funktionen ist zu erklären, da Amantadine nicht nur indirekt dopaminagonistisch, sondern auch glutamatantagonistisch am NMDA-Rezeptor wirken [59]. Glutamat ist ein wichtiger Neurotransmitter sowohl der retinalen Photorezeptoren als auch im Corpus geniculatum laterale. Eine hypothetische Verbesserung visueller Funktionen durch Amantadine infolge der indirekt dopaminergen Wirkung wird somit möglicherweise durch die glutamatantagonistischen Eigenschaften der Substanz wieder aufgehoben. Die Störung der neuronalen Transmission im visuellen System bei M. Parkinson ist somit anderer Natur als im motorischen System.

Keinen Effekt auf Farbdiskrimination, Farbkonturensehen wie auch achromatische Kontrastwahrnehmung hatte die Gabe des 5HT3-Antagonisten Ondansetron. Diese Substanz wurde erfolgreich in der Therapie der pharmakotoxischen Psychose bei Parkinsonpatienten eingesetzt, und ein Wirkungsnachweis auf visuelle Funktionen hätte die Bedeutung des serotonergen Systems für die visuellen Fehlwahrnehmungen bei M. Parkinson unterstrichen. Erste bisher noch unveröffentliche Untersuchungen weisen darauf hin, dass Coenzym Q die Farbdiskrimination bei Parkinsonpatienten verbessert. Coenzym Q ist ein Enzym der Atmungskette mit einer postulierten antidegenerativen Wirkung. Untersuchungen visueller Funktionen bei Parkinsonpatienten kommt in diesem Zusammenhang die Bedeutung eines mit einfachen Methoden untersuchbaren „Modells" für den degenerativen Neuronenuntergang zu.

Zusammenfassung

Umfassende Untersuchungen haben gezeigt, dass die Parkinsonsche Krankheit, die primär durch motorische Symptome gekennzeichnet ist, häufig mit mehr oder weniger ausgeprägten Funktionsstörungen des visuellen Systems einhergeht. Die Sehstörungen betreffen das chromatische und das achromatische Sehen und lassen sich durch psychophysiologische und neurophysiologische Untersuchungsmethoden nachweisen. Schweregrad und Charakter der visuellen Störungen sind individuell sehr unterschiedlich und auch nicht immer mit den motorischen Funktionseinbußen korreliert. Visuelle Störungen sind bereits im Frühstadium der Erkrankung und bei noch nicht medikamentös behandelten Patienten nachweisbar und zeigen strenggenommen bereits sehr früh eine „Systemüberschreitung" an. Pathogenetisch liegt vermutlich ein Dopaminmangel im retinalen und/oder zentralen Sehsystem vor, wobei die Beteiligung weiterer Neurotransmitter denkbar ist [40]. Viele Argumente sprechen dafür, dass insbesondere eine retinale Störung bei Parkinsonpatienten vorliegt, wobei nicht alle erhobenen Befunde mit einer rein retinalen Störung erklärbar sind und eine zusätzliche zentrale Schädigung angenommen werden muss. Eine funktionelle Bedeutung besitzen die Sehstörungen offenbar für die Manifestation visueller Halluzinationen, indem sie das Entstehen spontaner neuronaler Erregungen im visuellen System begünstigen. Es ist aber auch vorstellbar, dass eine Einschränkung primärer visueller Funktionen die visuell-räumliche Orientierung und darüber sekundär motorische Funktionen beeinträchtigt [12, 75]. Visuelle Stimuli sind im Alltagsleben die wichtigsten Außenreize, auf die das motorische System zu reagieren hat. Es ist anzunehmen, dass Bewegungsabläufe in Alltagssituationen zusätzlich gehemmt werden, wenn die visuelle Informationsaufnahme und -weiterverarbeitung gestört ist, so dass sich eine vorhandene Bradykinese verschlimmern wird. Umgekehrt könnte eine Verbesserung visueller Funktionen durch Medikamente oder ergotherapeutische Lernprogramme dazu beitragen, die Motorik der Patienten in Alltagssituationen zu optimieren. Es wäre deshalb sinnvoll, visuelle Funktionen als Zielparameter in Therapiestudien bei M. Parkinson zu integrieren.

Literatur

1. Barbato L, Rinalduzzi S, Laurenti M, Ruggieri S, Accornero N (1994) Color VEPs in Parkinson's disease. Electroenceph Clin Neurophysiol 92: 169–172

2. Bartel P, Blom M, Robinson E, van der Meyden C, Sommers OK, Becker P (1990) The effects of levodopa and haloperidol on flash and pattern ERGs and VEPs in normal humans. Doc Opthalmol 76: 55-64
3. Berger B, Trottier S, Verney C, Gaspar P, Alvarez C (1988) Regional and laminar distribution of the dopamine and serotonin innervation in the macaque cerebral cortex: a radioautographic study. J Comp Neurol 273: 99-119
4. Bhaskar PA, Vanchilingam S, Bhaskar EA, Devaprabhu A, Ganesan RA (1986) Effect of L-Dopa on visual evoked potential in patients with Parkinson's disease. Neurology 36: 1119-1121
5. Bodis-Wollner I, Yahr M (1978) Measurement of visual evoked potentials in Parkinson's disease. Brain 101: 661-671
6. Bodis-Wollner I, Yahr MD, Mylin L, Thornton J (1982) Dopaminergic deficiency and delayed visual evoked potentials in humans. Ann Neurol 11: 478-483
7. Bodis-Wollner I, Onofrj M (1987) The visual system in Parkinson's disease. Adv Neurol 45: 323-328
8. Bodis-Wollner I, Marx MC, Mitra S, Bobak P, Mylin L, Yahr M (1987) Visual dysfunction in Parkinson's disease. Loss in spatiotemporal contrast sensitivity. Brain 11: 1675-1698
9. Bodis-Wollner I (1990) Visual deficits related to dopamine deficiency in experimental animals and Parkinson's disease patients. Trends Neurosci 13: 296-302
10. Bodis-Wollner I, Tagliati M (1993) The visual system in Parkinson's disease. Adv Neurol 60: 390-394
11. Boller F, Passafiume D, Keefe NC, Rogers K, Morrow L, Kim Y (1984) Visuospatial impairment in Parkinson's disease. Arch Neurol 41: 485-490
12. Bowen F, Hoehn M, Yahr M (1972) Parkinsonism: alterations in spatial orientation as determined by a route-walking test. Neuropsychologia 10: 355-361
13. Brann MR, Young WS (1986) Dopamine receptors are located on rods in bovine retina. Neurosci Lett 69: 221-226
14. Bronstein AM, Kennard C (1985) Predictive ocular motor control in Parkinson's disease. Brain 108: 925-940
15. Büttner Th, Kuhn W, Klotz P, Steinberg R, Langkafel M, Przuntek H (1992) Disorders of colour perception in Parkinson's disease. J Neurol 239 (suppl 3) S4
16. Büttner Th, Kuhn W, Klotz P, Steinberg R, Voss L, Bulgaru D, Przuntek H (1993) Disturbance of colour perception in Parkinson's disease. J Neural Transm (PD-Sect.) 6: 11-15
17. Büttner Th, Kuhn W, Patzold T, Przuntek H (1994) L-Dopa improves colour vision in Parkinson's disease . J Neural Transm (PD-Sect.) 7: 13-19
18. Büttner Th, Kuhn W, Przuntek H (1995) Alterations in chromatic contour perception in de novo Parkinsonian patients. Eur Neurol 35: 226-229
19. Büttner Th, Kuhn W, Müller Th, Patzold T, Heidbrink K, Przuntek H (1995) Distorted colour discrimination in „de novo" Parkinsonian patients. Neurology 45: 386-387
20. Büttner Th, Kuhn W, Müller Th, Patzold T, Przuntek H (1995) Color vision in Parkinson's disease: Missing influence of amantadine sulphate. Clin Neuropharmacol 18: 458-463
21. Büttner Th, Kuhn W, Müller TH, Heinze T, Pühl C, Przuntek H (1996) Chromatic and achromatic visual evoked potentials in Parkinson's disease. Electroenceph clin Neurophysiol 100: 443-447
22. Büttner Th, Kuhn W, Müller Th, Welter FL, Federlein J, Heidbrink K, Przuntek H (1996) Visual hallucinosis: the major determinant of distorted chromatic contour perception in Parkinson's disease. J Neural Transm 103: 1195-1204
23. Büttner Th, MüllerTh , Kuhn W (2000) Effects of apomorphine on visual functions in Parkinson's disease. J Neural Transm 107: 87-94
24. Bulens C, Meerwaldt JD, van der Wildt GJ, Keemink CJ (1986) Contrast sensitivity in Parkinson's disease. Neuroloy 36: 1121-1125
25. Bulens C, Meerwaldt JD, van der Wildt GJ, van Deurseen JB (1987) Effect of levodopa treatment on contrast sensitivity in Parkinson's disease. Ann Neurol 22: 365-369
26. Bulens C, Meerwaldt JD, van der Wildt GJ (1988) Effect of stimulus orientation on contrast sensitivity in Parkinson's disease. Neurology 38: 76-81
27. Bulens C, Meerwaldt JD, van der Wildt GJ, Keemink CJ (1989) Visual contrast sensitivity in drug-induced Parkinsonism. J Neurol Neurosurg Psychiatry 52: 341-345

28. Calzetti S, Franchi A, Taratufolo G, Groppi E (1990) Simultaneous VEP and PERG investigations in early Parkinson's disease. J Neurol Neurosurg Psychiatry 53: 114-117
29. Cogan DC (1974) Paralysis of down-gaze. Arch Opthalmol 91: 192-199
30. Crawford TJ, Henderson L, Kennard C (1989) Abnormalities of visually-guided eye movements in Parkinson's disease. Brain 112: 1573-1586
31. Davanger S, Ottersen OP, Storm-Mathisen J (1991) Glutamate, GABA, and glycine in the human retina: an immunocytochemical investigation. J Comp Neurol 311: 483-494
32. Delwaide PJ, Messaona B, Despasqua V (1980) Les potentiales evoqués visuels dans la maladie de Parkinson. Rev EEG Neurophysiol 10: 338-342
33. Diedrich NJ, Goetz CG, Raman R, Pappert EJ, Leurgans S, Piery V (1998) Poor visual discrimination and visual hallucinations in Parkinson's disease. Clin Neuropharmacology 21: 289-295
34. Dinner DS, Lüders H, Hanson M, Lesser RP, Klem G (1985) Pattern evoked potentials (PEPs) in Parkinson's disease Neurology 35: 610-613
35. Domenici L, Trimarchi C, Piccolino M, Fiorentini A, Maffei L (1985) Dopaminergic drugs improve human visual contrast sensitivity. Hum Neurobiol 4: 195-197
36. Dong C-J, McReynolds JS (1991) The relationship between light, dopamine release and horizontal cell coupling in the mudpuppy retina. J Physiol 440: 291-309
37. Doty RL, Stern M, Pfeiffer C, Gollomp SM, Hurtig HI (1992) Bilateral olfactory dysfunction in early stage treated and untreated idiopathic Parkinson's disease. J Neurol Neurosurg Psychiat 55: 138-142
38. Dubocovich ML, Lucas RC, Takahashi JS (1985) Light-dependent regulation of dopamine receptors in mammalian retina. Brain Res 335: 321-325
39. Dyer RS, Howell WE, McPhail RC (1981) Dopamine depletion slows retinal transmission. Exp Neurol 71: 326-340
40. Ehinger B, Hansson C, Tornqvist K (1981) 5-Hdroxytryptamine in the retina of some mammals. Exp Eye Res 33: 663-672
41. Ehinger B (1983) Functional role of dopamine in the retina. In: Osborne NN, Chader GJ (eds) Progress in retina research, vol 2. Pergamon press Oxford, pp 213-232
42. Ehle AL, Stewart M, Lellid NE, Leventhal NA (1982) Normal checkerboard pattern reversal evoked potentials in parkinsonism. Electroenceph Clin Neurophysiol 54: 336-338
43. Fischer P, Danielczyk W, Simanyi M, Streifler MB (1990) Dopaminergic Psychosis in advanced Parkinson's disease. Adv Neurol 53: 391-396
44. Gawel MJ, Das P, Vincent S, Clifford Rose F (1981) Visual and auditory evoked responses in patients with Parkinson's disease. J Neurol Neurosurg Psychiatry 44: 227-232
45. Gottlob I, Schneider E, Heider W, Skrandies W (1987) Alterations of visual evoked potentials and electroretinograms in Parkinson's disease. Electroencephalogr Clin Neurophysiol 66: 349-357
46. Gottlob I, Weghaupt H, Vass C, Auff E (1989) Effect of levodopa on the human pattern electroretinogram and pattern visual evoked potentials. Graefes Arch Clin Exp Ophthalmol 227: 421-427
47. Harnois C, Di Paolo T (1990) Decreased dopamine in the retinas of patients with Parkinson's disease. Invest Opthalmol Visual Sci 31: 2473-2475
48. Harris JP, Calvert JE, Phillipson OT (1992) Processing of spatial contrast in peripheral vision in Parkinson's disease. Brain 115: 1447-1457
49. Haug BA, Kolle RV, Paulus W (1994) The blue cone pathway is predominantly affected in Parkinson's disease. New Trends Clin Neuropharmacol 8: 85
50. Herrera AJ, Machado A, Cano J (1993) Aging and monoamine turnover in the lateral geniculate nucleus and visual cortex of the rat. Neurochem Int 22: 531-539
51. Hubel DH, Wiesel TN (1979) Brain mechanism of vision. Sci Am 241: 150-163
52. Hutton JT, Morris JL, Elias JW, Varma R, Poston JN (1991) Spatial contrast sensitivity is reduced in bilateral Parkinson's disease. Neurology 41: 1200-1202
53. Hutton JT, Morris JL, Elias JW (1993) Levodopa improves spatial contrast sensitivity in Parkinson's disease. Arch Neurol 50: 721-724
54. Iudice A, Virgili P, Muratorio A (1980) The electroretinogram in Parkinson's disease. Psychol Psychiat Behav 5: 283-289

55. Jaffe MJ, Bruno G, Campbell G, Lavine RA, Karson CN, Weinberger DR (1987) Ganzfeld electroretinographic findings in parkinsonism: untreated patients and the effect of levodopa intravenous infusion. J Neurol Neurosurg Psychiatry 50: 847–852
56. Jörg J, Gerhard H (1987) Somatosensory, motor and special visual evoked potentials to single and double stimulation in Parkinson's disease – an early diagnostic test? J Neural Transm 25 (suppl): 81–88
57. Klawans HL (1988) Psychiatric side effects during the treatment of Parkinson's disease. J Neural Transm 27 (suppl): 117–122
58. Kölmel HW (1991) Peduncular hallucinations. J Neurol 238: 457–459
59. Kornhuber J, Bormann J, Hübers M, Rusche K, Riederer P (1991) Effects of the 1-aminoadamantanes at the MK-801-binding site of the NMDA-receptor gated ion channel: a human postmortem brain study. Eur J Pharmacol (Mol Pharmacol Sct) 20: 297–300
60. Kupersmith MJ, Shakin E, Siegel IM, Liebermann A (1982) Visual system abnormalities in patients with Parkinson's disease. Arch Neurol 39: 284–288
61. Lepore FE (1990) Spontaneous visual phenomena with visual loss: 104 patients with lesions of retinal and neuronal visual pathways. Neurology 40: 444–447
62. Levin BE, Llabre MM, Reisman S, Weiner WJ, Sanchez-Ramos J, Singer C, Brown MC (1991) Visuospatial impairment in Parkinson's disease. Neurology 41: 365–369
63. Marx M, Bodis-Wollner I, Bobak P, Harnois C, Mylin L, Yahr M (1986) Temporal frequency-dependent VEP changes in Parkinson's disease. Vision Res 26: 185–193
64. Masson G, Mestre D, Blin O (1993) Dopaminergic modulation of visual sensitivity in man. Fundam Clin Pharmacol 7: 449–463
65. Mestre D, Blin O, Serratrice G, Pailhous J (1990) Spatiotemporal contrast sensitivity differs in normal aging and Parkinson's disease. Neurology 40: 1710–1714
66. Mintz M, Tomer R, Radwan H, Myslobodsky MS (1981) Visual evoked potentials in hemiparkinsonism. Electroenceph Clin Neurophysiol 52: 611–616
67. Müller Th, Kuhn W, Büttner Th, Przuntek H (1997) Distorted colour discrimination in Parkinson's disease is related to the severity of the disease. Acta Neurol Scand 96: 293–296
68. Müller Th, Kuhn W, Büttner Th, Eising E, Coenen H, Haas M, Przuntek H (1998) Colour vision abnormalities do not correlate with dopaminergic nigrostriatal degeneration in Parkinson's disease. J Neurol 245: 659–664
69. Nguyen-Legros J (1988) Functional neuroarchitecture of the retina: hypothesis on the dysfunction of retinal dopaminergic circuitry in Parkinson's disease. Surg Radiol Anat 10: 137–144
70. Nightingale S, Mitchell KW, Howe JW (1986) Visual evoked potentials and pattern electroretinograms in Parkinson's disease and control subjects. J Neurol Neurosurg Psychiatry 49: 1280–1987
71. Onofrj M, Ghilardi MF, Basciani M, Gambi D (1986) Visual evoked potentials in Parkinsonism and dopamine blockade reveal a stimulus-dependent dopamine function in humans. J Neurol Neurosurg Psychiatry 49: 1150–1159
72. Price MJ, Feldman RG, Adelberg D, Kayne H (1992) Abnormalities in color vision and contrast sensitivity in Parkinson's disease. Neurology 42: 887–890
73. Quinn NP, Rossor MN, Marsden CD (1987) Olfactory thresholds in Parkinson's disease. J Neurol Neurosurg Psychiatry 50: 88–89
74. Regan D, Maxner C (1987) Orientation selective visual loss in patients with Parkinson's disease. Brain 110: 415–432
75. Richards M, Cote LJ, Stern Y (1993) The relationship between visuospatial ability and perceptual motor function in Parkinson's disease. J Neurol Neurosurg Psychiatry 56: 400–406
76. Sanchez-Ramos JR, Ortoll R, Paulson GW (1996) Visual hallucinations associated with Parkinson Disease. Arch Neurol 53: 1265–1268
77. Schröder-Rosenstock K, Busch H, Prüll G (1994) Können evozierte Potentiale die Hyperexzitabilität des Zentralnervensystems beim Alkoholentzugssyndrom abbilden? Z EEG-EMG 25: 37
78. Skrandies W, Gottlob I (1986) Alterations of visual contrast sensitivity in Parkinson's disease. Hum Neurobiol 5: 255–259
79. Skrandies W, Wassle H (1988) Dopamine and serotonin in cat retina: electroretinography and histology. Exp Brain Res 71: 231–240

80. Sollazzo D (1985) Influence of L-Dopa/carbidopa on pattern reversal VEP: behavioural difference in primary and secondary parkinsonism. Electroencephalogr Clin Neurophysiol 61: 236–242
81. Spitzer M (1988) Halluzinationen. Springer, Berlin
82. Tartaglione A, Pizio N, Bino G, Spadavecchia L, Favale E (1984) VEP changes in Parkinson's disease are stimulus dependent. J Neurol Neurosurg Psychiatry 47: 305–307
83. Terziivanov D, Filipova M, Januk I, Balik J, Filip V, Stika L (1982) Changes in electroretinogram and serum potassium during L-Dopa treatment in parkinsonism. Arch Psychiatr Nervenkr 232: 507–513
84. Trick GL, Kaskie B, Steinman SB (1994) Visual impairment in Parkinson's disease: deficits in orientation and motion discrimination. Optometry and Visual Science 71: 242–245

Morbus Parkinson und Depression

M. H. STROTHJOHANN, G. FUCHS

Das von James Parkinson erstmalig 1817 beschriebene Krankheitsbild wird unter anderem durch einen Mangel an Dopamin im Striatum hervorgerufen und dementsprechend durch dopaminerge Pharmaka behandelt.

Neben dieser dopaminergen Neurotransmitterstörung sind noch andere Neurotransmittersysteme betroffen, so u. a. das noradrenerge System (L. coeruleus), das cholinerge System (N. basalis Meynert) und das serotonerge System (Nn. raphe). Die pharmakologische Behandlung dieser Defizite ist noch nicht Bestandteil einer differenzierten Parkinsontherapie.

Pathomorphologie

Substantia nigra als pathomorphologisches Korrelat

Die Degeneration der Substantia nigra als pathomorphologisches Korrelat des M. Parkinson ist 1919 [30] erstmalig beschrieben worden.

1960 konnte von Ehringer und Hornykiewicz [7] als Folge dieser Degeneration der relative Dopaminmangel im Striatum nachgewiesen werden.

1961 konnte dieser Dopaminmangel erstmalig durch L-Dopa-Therapie von Birkmeier und Hornykiewicz [3] behandelt werden. Das führte zu deutlichen Fortschritten in der Behandlung des motorischen Defizits bei M. Parkinson.

Andere häufige Symptome des M. Parkinson sind durch die dopaminerge Therapie weniger gut behandelbar, was die Wirksamkeit pluripotenter Pharmaka (Amantadin, Budipin) erklärt. Auch zu bedenken ist, dass eine direkte Korrelation der klinischen Ausprägung des M. Parkinson mit der Zahl der verbliebenen dopaminergen Zellen durch exakte stereologische Zellzählung nicht nachgewiesen werden konnte [27]. Das untermauert die Vermutung, dass weitere Neurotransmitter für die Klinik des M. Parkinson wichtig sind.

Extranigrale Manifestationen des M. Parkinson

Schon 1938 hat Hassler [12] auf die Degeneration des L. coeruleus bei M. Parkinson hingewiesen. Dies wurde wiederholt bestätigt [2].

Jellinger [15] hat unter anderem den regelhaft bei M. Parkinson auftretenden Zellverlust im cholinergen N. basalis Meynert beschrieben. Halliday et al. konnten 1990 einen Verlust serotonerger Zellen im Bereich des ventralen medialen Raphekomplexes (N. ventralis medialis, N. raphe obscurus) nachweisen [10]. Diese Befunde konnten bestätigt werden [8]. Bei Patienten mit M. Parkinson und Depressionen sind morphologische Veränderungen in den serotonergen Raphekernen im Hirnstamm auch dopplersonographisch nachgewiesen worden [1]. Daneben sind oft weitere Zellstrukturen des Hirnstamms betroffen, z. B. der N. dorsalis, N. vagi oder der N. N. Hypoglossi [6, 14, 21].

Klinische Aspekte

Depression und Neurotransmitter

Neurotransmitterdefizite sind bei der Ausprägung depressiver Syndrome generell hoch relevant. Dies ist die Grundlage jeder medikamentösen antidepressiven Therapie, die auf dem Prinzip der Rückaufnahmehemmung beruht und so das Transmitterdefizit von Serotonin und Noradrenalin ausgleicht. Es ist sehr wahrscheinlich, dass als Folge des Zellverlustes ähnlich wie bei dem Zellverlust der Substantia nigra ein Neurotransmitterdefizit resultiert mit den klinischen Symptomen der Depression. Eine Depression kann den motorischen Symptomen des M. Parkinson vorausgehen [20]. Bekannt ist, dass depressive Syndrome bei Patienten mit der Diagnose M. Parkinson sehr häufig sind. Je nach Studie finden sich Prävalenzen zwischen 4 % und 90 %, am ehesten um 40 % [5, 22, 23, 24]. Es ist zur Erklärung dieser widersprüchlichen Ergebnisse vorgeschlagen worden, dass ein mit Depression einhergehendes Krankheitsbild eine eigene Unterform eines extrapyramidalmotorischen Syndroms darstellt [17, 20, 28] und die Patientensubgruppen unterschiedlich häufig in den Gruppen vertreten waren. Angststörungen sind ein häufiges Symptom bei M. Parkinson, das nicht als Reaktion auf die Erkrankung allein gewertet wurde [19, 25]. Schlafstörungen sind ein häufiges Problem [18]. Alle diese Beobachtungen deuten klinisch auf ein serotonerges Defizit hin. Für ein noradrenerges Defizit spricht eine reduzierte Ausscheidung von Abbauprodukten des Noradrenalins im Urin [16]. Für ein dopaminerges Defizit als Mitursache sprechen depressive Zustände, die mit Off-Phasen zeitlich im Zusammenhang stehen [16, 29]. Ein konstanter Zusammenhang von Depressivität und Ausmaß der extrapyramidalmotorischen Symptomatik konnte aber nur in einigen Untersuchungen nachgewiesen werden. Es ist also sehr wahrscheinlich, dass bei depressiven Patienten mit M. Parkinson Neurotransmitterdefizite von Serotonin, Noradrenalin und Dopamin vorliegen.

Depression bei M. Parkinson

Das klinische Bild der Depression ist beim Parkinsonpatienten oft durch Schlafstörungen, Morgentief, Schwächegefühl, multiple körperliche Symptome, Störungen von Konzentration und Aufmerksamkeit sowie Gefühlsverarmung, Interesse- und Initiativverlust charakterisiert. Man findet häufiger psychomotorisch gehemmte Depressionen als ängstlich agitierte Formen. In diesem

Zusammenhang sei auch auf die Suizidalität der Parkinsonkranken hingewiesen: Circa 80% der Parkinsonpatienten denken über einen Suizidversuch nach, aber nur ca. 5% begehen einen Suizid. 20% der Kranken ziehen die Möglichkeit eines Suizids in Betracht für den Fall, dass ihr Zustand sich verschlechtert.

Therapiemöglichkeiten

M. Parkinson und Antidepressiva

Entsprechend der neuropathologischen Befunde sollte das Defizit an Noradrenalin und Serotonin ähnlich wie das dopaminerge Defizit bei M. Parkinson ausgeglichen werden. Die bei Depression verringerten Neurotransmitter Noradrenalin und Serotonin können mit dem Prinzip der Rückaufnahmehemmung funktionell verstärkt werden. Seit langem werden klassische trizyklische Antidepressiva je nach Syndromausprägung bei depressiven Parkinsonpatienten eingesetzt, so bei ängstlich-agitierten Patienten eher sedierende Thymoleptika vom Doxepin-Typ, bei gehemmt-depressiven Syndromen eher antriebssteigernde Thymoleptika wie Imipramin, Desipramin oder Nortriptylin. Bei klassischen trizyklischen Antidepressiva ist häufig mit unerwünschten Wirkungen (sogenannten Nebenwirkungen) aufgrund der Wirkung auf multiple Transmittersysteme zu rechnen. Häufig sind anticholinerge Wirkungen, Sedierung, orthostatische Hypotonie und EKG-Veränderungen zu beobachten, was die Verwendung, insbesondere bei geriatrisch multimorbiden Parkinsonpatienten, einschränkt. Moclobemid, ein reversibler selektiver Hemmer der Monoaminooxidase A, ist mit Erfolg bei M. Parkinson eingesetzt worden. Die Rückaufnahmehemmung der Neurotransmitter Noradrenalin und Serotonin kann je nach Präparat selektiv, überwiegend selektiv oder kombiniert erfolgen. Die selektiven Serotoninrückaufnahmeinhibitoren (SSRI) Citalopram, Fluoxetin, Fluvoxamin, Paroxetin und Sertralin standen in Verdacht, motorische Symptome zu verschlechtern [9]. Patienten mit M. Parkinson wurden daher trotz Indikation bei Depression und Angststörung Präparate dieser Stoffgruppe vorenthalten. Verschiedene Studien [4, 13] haben aber inzwischen zeigen können, dass durch den Einsatz von SSRI die Motorik nicht verschlechtert wurde. Insgesamt ist jedoch zu beachten, dass gute Studien zur Therapie der Depression bei M. Parkinson immer noch selten sind.

M. Parkinson und Psychotherapie

Im Krankheitsverlauf ließ sich die Prävalenz der Depression im Sinne einer bimodalen Verteilung darstellen. In frühen Hoehn-und-Yahr-Stadien waren Depressionen häufiger als in mittleren Stadien, um im Verlauf wieder anzusteigen [23, 24]. Der erste „Gipfel" ist als Ausdruck der Diagnosebewältigung, der zweite „Gipfel" als Ausdruck der Krankheitsbewältigung bei zunehmender motorischer Behinderung sowie als Ausdruck des zunehmenden Neurotransmitterdefizits interpretiert worden. Selbstverständlich sind Krankeitsbewältigungsmechanismen zu jeder Phase der Erkrankung notwendig, jedoch differieren die Mechanismen je nach Erkrankungsphase [11, 31]. Die bewusst eingesetzten und auch unbewussten Anpassungs- und Copingprozesse differieren nicht nur in Abhängigkeit vom Konfrontationszeitpunkt der Erkrankung, sie hängen auch ab von der Persönlichkeit des Erkrankten, seinem Krankheitserleben und seinem sozialen Umfeld. Die Therapie der depressiven Parkinsonpatienten erfordert deshalb neben einer auf die jeweilige Symptomatik zugeschnittenen optimalen medikamentösen Behandlung der Transmitterdefizite eine ergänzende Psychotherapie, meist in Form einer supportiven Psychotherapie und einer kognitiven Verhaltenstherapie [26].

Literatur

1. Becker T, Becker G, Seufert J, Hofmann E, Lange KW, Naumann M, Lindner A, Reichmann H, Riederer P, Beckmann H, Reiners K(1997) Parkinson's disease and depression: evidence for an alteration of the basal limbic system detected by transcranial sonography. JNNP 63: 590–596
2. Bertrand E, Lechowicz W, Szpak GM, Dymecki J (1997) Qualitative and quantitative analysis of locus coeruleus neurons in Parkinson's disease. Folia neuropathologica 35: 80–85
3. Birkmeier W, Hornykiewicz O (1961) Der L-Dioxyphenylalanin (= L-Dopa)-Effekt bei der Parkinson-Akinese. Wiener Klinische Wochenschrift 73: 787
4. Ceravolo R, Nuti A, Piccinni A, Dell'Agnello G, Bellini G, Gambaccini G, Dell'Osso L, Murri L, Bonuccelli U (2000) Paroxetine in Parkinson's disease: effects on motor and depressive symptoms. Neurology 55: 1216–1218
5. Cummings JL (1992) Depression and parkinson's disease: a review. Am J Psychiatry 149: 443–454
6. Eadie MJ (1963) The pathology of certain medullary nuclei in Parkinsonism. Brain 86: 781–792
7. Ehringer H, Hornykiewicz O (1960) Verteilung von Noradrenalin und Dopamin (3-Hydroxytyramin) im Gehirn des Menschen und ihr Verhalten bei Erkrankungen des extrapyramidalen Systems. Klinische Wochenschrift 38: 1236–1239
8. Gai WP, Halliday GM, Blumbergs PC, Geffen LB, Blessing WW (1991) Substance P-containing neurons in the mesopontine tegmentum are severely affected in Parkinson's disease. Brain 114: 2253–2267
9. Gerber PE, Lynd LD (1998) Selective serotonin-reuptake inhibitor – induced movement disorders. Ann Pharmacother 32: 692–698
10. Halliday GM, Li YW, Blumbergs PC, Joh TH, Cotton RGH, Howe PRC, Blessing WW, Geffen LB (1990) Neuropathology of immunohistochemically identified brainstem neurons in Parkinson's disease. Annals of Neurology 27: 373–385
11. Haltenhof H, Krakow K, Zöfel P, Ulm G, Bühler K-E (2000) Krankheitsverarbeitung bei Morbus Parkinson. Nervenarzt 71: 275–281
12. Hassler R (1938) Zur Pathologie der Paralysis agitans und des postenzephalitischen Parkinsonismus. Journal für Psychologie und Neurologie 48: 387–476
13. Hauser RA, Zesiewicz TA (1997) Sertraline for the treatment of depression in Parkinson's disease. Mov Dis 12: 756–759
14. Hirsch E, Graybiel AM, Agid YA (1988) Melanized dopaminergic neurons are differentially susceptible to degeneration in Parkinson's disease. Nature 334: 345–348
15. Jellinger K (1987) Overview of morphological changes in Parkinson's disease. In: Yahr MD, Bergmann KJ (eds) Advances in neurology, vol 45. Raven Press, New York, pp 1–18
16. Kuhn W, Heye N, Müller T, Klotz P, Friedrich B, Welter FL, Przuntek H (1996) The motor performance in Parkinson's disease is influenced by depression. J Neural Transm 193: 349–354
17. Kuzis G, Sabe S, Tiberti C, Leiguarda R, Starkstein SE (1997) Cognitive function in major depression and Parkinson's disease. Archives of Neurology 54: 982–986

18. Menza MA, Rosen RC (1995) Sleep in Parkinson's disease. The role of depression and anxiety. Psychosomatics 36: 262-266
19. Menza MA, Robertson-Hoffman DE, Bonapace AS (1993) Parkinson's disease and anxiety: comorbidity with depression. Biol Psychiatry 34: 465-470
20. Santamaria J, Tolosa E, Valles A (1986) Parkinson's disease with depression: a possible subgroup of idiopathic parkinsonism. Neurology 36: 1130-1133
21. Saper CB, Sorrentino DM, German DC, de Lacalle S (1991) Medullary catecholaminergic neurons in the normal human brain and in Parkinson's disease. Annals of Neurology 29: 577-584
22. Starkstein SE, Mayberg HS (1993) Depression in Parkinson's disease. In: Starkstein SE, Robinson RG (eds) Depression in neurologic disease. Johns Hopkins University Press, Baltimore, pp 97-116
23. Starkstein SE, Preziosi TJ, Bolduc PL, Robinson RG (1990) Depression in Parkinson's disease. J Nerv Ment Dis 178: 26-31
24. Starkstein SE, Preziosi TJ, Forrester AW, Robinson RG (1990) Specificity of affective and autonomic symptoms of depression in parkinson's disease. JNNP 53: 869-873
25. Stein MB, Heuser IJ, Junctos JL, Uhde TW (1990) Anxiety disorders in patients with parkinsons's disease. Am J Psychiatry 147: 217-220
26. Strehl U, Birbaumer N (1996) Verhaltensmedizinische Intervention bei M. Parkinson. Beltz Psychologie Verlags Union, Weinheim
27. Strothjohann MH, Müller H, Schur J, Bohl J (1997) Stereological estimation of total cell numbers in the human substantia nigra in Parkinson's disease and controls reveals a distinct variability. Movement Disorders 12, S1: 75
28. Tandberg E, Larsen JP, Aarsland D, Laake K, Cummings JL (1997) Risk factors for depression in Parkinson's disease. Arch Neurol 54: 625-630
29. Tom T, Cummings JL (1998) Depression in Parkinson's disease. Pharmacological characteristics and treatment. Drugs and aging 12: 55-74
30. Tretiakoff C (1919) Contribution à l' étude de l'anatomie pathologique du locus niger. Diss médicale, Université de Paris
31. Viol B, Fuchs G (1994) Coping-Strategien bei M. Parkinson. In: Kuhn W et al. (Hrsg) Altern, Gehirn und Persönlichkeit. Huber, Bern, Göttingen, S 214-216

Diskussion

Gibt es eine Subgruppe mit Morbus Parkinson und Depression?

Ich gehe davon aus. Es sind aber Patienten mit Morbus Parkinson denkbar, die neuropathologisch nachweisbar in den Raphekernen und/oder im L. coerulus besonders früh oder besonders schwer an Zelluntergang mit Neurotransmitterdefizit leiden. Andererseits gibt es eine Subgruppe von Patienten, deren Copingstrategien besonders schwach ausgeprägt sind und die deshalb depressiv sind. Auch Mischformen sind denkbar. Ob durch psychologische Tests diese Gruppen sauber getrennt werden könnten, wäre eine interessante Frage, da entweder die medikamentöse Therapie oder die Psychotherapie in erster Linie sinnvoll ist.

Morbus Parkinson und Demenz – der De-novo-Patient

Klinische Symptome und ihre differenzialdiagnostische Bedeutung aus der Sicht des niedergelassenen Neurologen und Psychiaters

J. Rieke

Einleitung

Der Titel „Morbus Parkinson und Demenz" erinnert zuallererst an den Parkinson-Demenz-Komplex der Chamorro-Ureinwohner der Marianen-Inseln im Pazifik, der bei einigen Patienten zusätzlich mit einer ALS einherging [26].

Vor über 30 Jahren galt die Kombination von Demenz und Parkinson als so exotisch wie die Bewohner der Insel Guam, die den Namen für diese auffällige Besonderheit gab. Schon damals war man von einer genetischen Determinierung des Leidens überzeugt.

Vor der Ära der differenziellen Parkinsontherapie galt im übrigen, dass bei der Parkinsonkrankheit Demenz nicht vorkomme (die Patienten verstarben oft sehr früh, ein hohes Lebensalter wurde in aller Regel nicht erreicht) und es galt auch, dass eine Alzheimer-Demenz nur „in tabula" zu diagnostizieren sei.

Abgesehen von den klinischen Syndromen, die, wie das idiopathische Parkinson-Syndrom selbst, oft schon lange beschrieben waren, hat in den letzten Jahren das Wissen in der *Neurologie* über die Krankheiten, die durch Bewegungsstörungen gekennzeichnet sind, und das Wissen in der *Neuropsychiatrie* über die Demenzerkrankungen in einem Maße zugenommen, dass erst jetzt, vorbehaltlich weiterer Befunde der Genetiker, eine Differenzialdiagnostik auf einem befriedigend gesicherten Fundament steht.

Die Möglichkeit, eine Bewegungskrankheit, z.B. ein idiopathisches Parkinson-Syndrom, mit einfachen klinischen Mitteln diagnostizieren zu können, hat in den zurückliegenden Jahren eine deutliche Einschränkung durch die Kenntnis einer Fülle differenzialdiagnostischer Syndrome erfahren, wie sie erst als Ergebnis kompliziertester, meist bildgebender Verfahren möglich wurde.

Das gleiche gilt für die Demenzerkrankungen, deren Erforschung in etwa parallel zu der Erforschung der Erkrankungen mit Bewegungsstörungen verlief.

Fazit dieser Entwicklung: Im klinischen Alltag geht es immer um die möglichst präzise Beschreibung von Krankheiten mit Parkinson-Symptomen und Krankheiten, die mit mnestischen und kognitiven Störungen im Sinne der Demenz einhergehen.

Es wird zu zeigen sein, dass die Übergänge von Krankheiten mit Bewegungsstörungen einerseits und mnestischen und kognitiven Defiziten andererseits sehr oft fließend sind. Eines haben viele dieser Krankheitsverläufe sozusagen als einigendes Band gemeinsam: eine häufig sehr auffällige, gelegentlich typische

Psychopathologie, die ihrerseits eine komplexe Differenzialdiagnostik eröffnet. Im Weiteren wird über die primären, im eigentlichen Sinne *neurodegenerativen Erkrankungen* berichtet. Sekundäre oder auch symptomatische Erkrankungen können aus Platzgründen nicht berücksichtigt werden.

Nur so viel: Eine sorgfältige Anamnese, insbesondere bezüglich eingenommener Medikamente und auffälliger Expositionen am Arbeitsplatz oder sonst, ist auch bei scheinbar eindeutigen Störungen immer erforderlich, um die Möglichkeit von Fehldiagnosen zu minimieren.

Klinische Klassifikation der neurodegenerativen Syndrome [2, 5, 9, 19]

Die Parkinson-Syndrome (primär degenerativ)
- Parkinsonkrankheit (ca. 80% der Fälle)
- Parkinson-Syndrome bei MSA (ca. 10% der Fälle)
- Progressive supranukleäre Blicklähmung (PSP sive Steele-Richardson-Olszewski-Syndrom)
- Parkinson-Syndrom bei Demenz vom Alzheimer-Typ
- Kortikobasale (dentatonigralganglionäre) Degeneration
- Parkinsonismus-Demenz-ALS-Komplex
- Huntington-Krankheit (Westphal-Variante)
- Hallervorden-Spatz-Krankheit und andere seltene Syndrome mehr

Auf symptomatische Parkinson-Syndrome und andere wichtige Differenzialdiagnosen, wie z. B. den malresorptiven Hydrozephalus, wird nicht eingegangen.

Die Demenzsyndrome (primär degenerativ) [7, 21, 23, 24, 25, 28]
- Demenz vom Alzheimer-Typ (DAT), (ca. 50 – 60%?)
- Lewy-Body-Demenz
- Frontotemporale Demenz
- M. Parkinson
- Chorea Huntington
- Progressive supranukleäre Blickparese (PSP)

Auf die Fülle sekundärer, symptomatischer Demenzen und anderer wichtiger Differenzialdiagnosen, wie z. B. den Demenzen bei primär vaskulären Syndromen, wird bewusst nicht weiter eingegangen.

Ausgewählte typische, häufig wegweisende Symptome [2, 4, 5, 9, 19]

Parkinson-Syndrome
- *Kardinalsymptome:* Rigor, Bradykinese, Tremor.
- *Häufige zusätzliche motorische Symptome:* Dysarthrophonie, Dysphagie, Freezing, Startschwierigkeit, Dysdiadochokinese, Retro-/Propulsion, Pisa-Syndrom, Sturzneigung (!).

– *Nicht motorische Symptome:* Bradyphrenie, Depression, Demenz, vegetative Störungen (fast stets!), sensorische Störungen.

Ein Symptom besonderer Bedeutung wird an dieser Stelle nur erwähnt, weil seine Zuordnung bezüglich „primär" versus „sekundär/medikamentös" häufig nicht sicher möglich ist: gemeint ist die *Halluzinose*. Sie findet sich, möglicherweise mit unterschiedlicher Pathogenese, bei den Demenzsyndromen wieder.

Die Demenzsyndrome [7, 23]
– *Kognitive Störungen* (Wahrnehmen, Erkennen, Urteilen, Lernen, Denken): Verlangsamung, Gedanken-/Sprachverarmung, Umstellstörung, Vigilanz-/ Thenazitätsstörung, Inkohärenz/Konfabulation.
– *Gedächtnisstörungen:* Kurzzeitgedächtnisstörung, Langzeitgedächtnisstörung, Orientierungsstörung.
– Nicht kognitive Störungen.
– *Psychopathologie* dementiver Erkrankungen: psychotische Syndrome, illusionäres Verkennen, paranoides Erleben, Halluzinationen.

Die differenzialdiagnostische Aufgabe

Im Sinne der *algorithmusstrukturierten Problemlösung* muss aus der Fülle der beim Patienten beobachteten Symptome eine Diagnose herausgearbeitet werden. Die oben dargestellten Symptomkomplexe lassen im ersten Moment scheinbar rasche Entscheidungen zu. Aber der Schein trügt: Auch kardinale Symptome können fehlen (nur bei etwa 66% der Parkinsonpatienten wird man Tremor beobachten; die Frontallappendemenz wird über längere Zeit eindeutig kognitive Störungen vermissen lassen, zahllose weitere Beispiele sind möglich).

Ein klassisches „ranking" der Symptome ist nur bedingt möglich, weil intersubjektive Verlaufsunterschiede häufig und ausgeprägt sind.

Als sehr hilfreich hat sich erwiesen, *Ausschlusskriterien* bezüglich Symptommanifestation zu etablieren. Damit ist häufig immer noch keine präzise Diagnose gestellt, aber die Zahl möglicher Differenzialdiagnosen ist zumindest kleiner geworden.

Es hat sich gezeigt, dass der frühe („*early onset*") und späte/spätere Krankheitsbeginn („*late onset*") ein hilfreiches Unterscheidungskriterium sein kann.

Sowohl für die Multisystematrophien (MSA) und andere, seltene Parkinson-Syndrome wie auch seltenere Demenzsyndrome gilt weiterhin: Eine definitive Diagnose ist oft erst nach *Post-mortem-Analysen* [17] möglich.

Die Komplexität der Krankheit mit Bewegungsstörungen und/oder Demenz zwingt auch im klinischen Alltag dem Diagnostiker immer wieder die Diskussion bezüglich mono-/polygenetischer Genese einerseits und bezüglich multifaktorieller Genese andererseits auf.

Hierzu sorgfältig erhobene Befunde und publizierte Daten spielen eine entscheidende Rolle bei der erst dadurch möglichen gezielten *Anamneseerhebung*.

Jeder Neurologe und Psychiater hat seine speziellen Patienten, die oft in kein richtiges Raster passen wollen. Aus der Besonderheit solcher Beobachtungen ergibt sich oft erst das Nomothetische, Allgemeingültige für die Vielzahl der anderen Patienten.

Die operationalisierte Diagnose

Mit Einschränkungen verlaufen *neurodegenerative Erkrankungen* [29] zu Beginn eher unspektakulär, sodass es oft nicht gelingt, den tatsächlichen Anfang des Leidensweges festzulegen. Eine Fülle unspezifischer Symptome wie Abgeschlagenheit, depressive Stimmungslage, Antriebsmangel, Konzentrationsstörung und vielfältige, oft multilokuläre Schmerzen stehen am Beginn und sind scheinbar wenig hilfreich für die angestrebte *frühe Diagnose*.

Da hilft nicht so selten beim *idiopathischen Parkinson-Syndrom* eine gezielte Frage entscheidend weiter: Hat sich das Geruchsvermögen verändert [1, 8, 9, 14, 22]? Selten spontan, aber auf gezieltes Befragen berichten Parkinsonpatienten dann, dass vertraute Gerüche weniger prägnant sind. Dieser Befund ist, bei entsprechender übriger Symptomkonstellation, unter Umständen wegweisend.

Ansonsten bewährt sich als wirklich frühes und wegweisendes Zeichen bei der idiopathischen Parkinsonkrankheit bei früher und später Manifestation die Minderung der Reaktivbewegung als klinisch leicht zu beobachtendes Erstsymptom. Bei im Weiteren unkompliziertem und typischem Verlauf besteht, auch ohne den Einsatz einer teuren Diagnostik, eine Diagnosesicherung von ca. 80%. Tremor als erstes Symptom ist deshalb als problematisch einzustufen, weil er, wie schon gesagt, in einem Drittel der Fälle fehlt! Das andererseits tremordominante Parkinson-Syndrom ist ebenfalls problematisch und zwingt zur weiteren sorgfältigen Diagnostik. Oft entscheidet der Ausgang des *Dopa-Testes* über den Stellenwert des Tremors.

Bei der MSA vom *striatonigralen Typ* signalisieren ausgeprägte autonome Entgleisungen (vor allem ausgeprägte orthostatische Hypotonie), häufig Jahre vor dem Auftreten von Bewegungsstörungen, dann zerebelläre Symptome und eine mangelnde Dopa-Response bei sonst typischer Parkinson-Konstellation die Besonderheit des oft sehr raschen Verlaufes. Die frühe Stand-/Ganginstabilität ist ein zusätzliches, sicher verwertbares Zeichen [2, 17, 20].

Anders verhält sich die MSA vom *olivopontozerebellären Typ*: Die Parkinson-Symptomatik ist diskreter, autonome Störungen sind sehr ausgeprägt und neben zerebellären Symptomen spielen Pyramidenzeichen eine diagnoseentscheidende Rolle.

In Kenntnis der Lokalisation der morphologischen Pathologie überrascht es nicht, dass bei den MSA dementive Veränderungen fehlen, somit ein wesentliches *Ausschlusskriterium* existiert [2, 17, 20].

Die *Tauopathie progressive supranukleäre Blickparese* (PSP, Steele-Richardson-Olszewski) hat als Besonderheit neben parkinsontypischen Symptomen das Cowper-Zeichen (retrahiertes Oberlid) und das Phänomen der verzögerten Blickfolge bei Kopfwendung. Die diagnosebeweisende vertikale Blickparese nach unten zeigt sich dagegen als eigentliches Kardinalsymptom häufiger gar nicht.

Anders als bei den MSA sind frühe neuropsychologische und im weiteren Verlauf psychopathologische Veränderungen typisch.

Das Endstadium der Erkrankung ist oft durch eine pseudobulbäre Symptomatik gekennzeichnet [15, 18].

Die seltene *kortikobasalganglionäre Degeneration* zeigt neben den typischen Basalgangliensymptomen vor allem kortikale Symptome wie Apraxie, Astereognosie, Dysphasie und als auffälliges neuropsychologisches Phänomen das „alien-limb-phenomenon". Myoklonien sind stimulusinduziert zu beobachten. Dementive Veränderungen können lange fehlen.

Auch diese seltene Störung gehört zu den Tauopathien [15, 16].

Die *Hallervorden-Spatz-Erkrankung* ist ebenfalls selten, genetisch determiniert (autosomal-rezessiv) und sammelt ihre typischerweise vielfältigen Symptome bei den Erkrankungen mit Bewegungsstörungen (Parkinson-Syndrome und Chorea), zeigt spastische und zerebelläre Symptome wie die MSA-Erkrankungen und geht schließlich mit einer progressiven Demenz einher. Als kardinal gelten neben der positiven Familienanamnese der sehr frühe Beginn und der rasche Verlauf [13].

Einen Übergang zu den neurodegenerativen Erkrankungen mit vorzugsweise *dementiver Symptomatik* stellt die diffuse *Lewy-Körperchen-Erkrankung* dar. Sie zeigt ein frühes, rasch progredientes kognitives und mnestisches Defizit und, vergleichbar den Multisystematrophien, eine ausgeprägte frühe Sturzneigung.

Neben einer typischen, sozusagen kompletten Parkinson-Symptomatik zeigen sich wiederum relativ früh visuelle und nichtvisuelle Halluzinationen und Aufmerksamkeits- sowie Vigilanzschwankungen [21].

Die bezüglich Prävalenz häufige und bezüglich ihres Stellenwertes unter den Demenzsyndromen häufigste Erkrankung ist die *Demenz vom Alzheimer-Typ*.

Neben ihrer medizinischen Bedeutung ist die volkswirtschaftliche Dimension nicht zu unterschätzen.

So wie das idiopathische Parkinson-Syndrom aus der Gruppe der Parkinson-Syndrome herausdifferenziert werden muss, so zeigt sich auch bei der Demenz vom Alzheimer-Typ, dem Klassiker sozusagen unter den Demenzsyndromen, dass man mit klinischen Mitteln allein sehr häufig, aber eben nicht immer, eine große Diagnosesicherheit erreicht [3, 7, 12, 23, 25, 29].

Bei in aller Regel langsamer Progredienz zeigen sich früh mnestische Störungen (Anomie) und die globale Störung der Desorientierung zur Zeit, zum Ort und später zur Person.

Kognitive Störungen werden lange kaschiert durch den Patienten selbst, vor allem aber durch das soziale Umfeld, insbesondere Partner und Familie. Depressivität und Erschöpfung sowie Überforderung am Arbeitsplatz sind unmittelbar prodromal zu beobachten.

Das Besondere, geradezu Kardinale der Erkrankung ist eine über Jahre intakte Fassade, d.h. das Erhaltenbleiben des Spezifischen der Persönlichkeit bezogen auf Ausdrucksmotorik, soziale Verhaltensweisen und Charakter.

Erst eine sich allmählich entwickelnde Psychopathologie (vgl. Abschnitt 3) macht das Leiden des Betroffenen zum Leiden der Familie.

Verkennungen und psychotische, häufig durch Aggressivität und Poriomanie gekennzeichnete Einbrüche dramatisieren das Krankheitsbild, das schließlich mit einer Fülle somatischer Symptome in die Vollpflegebedürftigkeit mündet.

Bleibt noch als wichtige Differenzialdiagnose (ausschließlich der nicht diskutierten sekundären/symptomatischen Demenzen!) die *frontotemporale Demenz* [7, 10, 12, 25, 28].

Als Folge der besonderen Lokalisation der Pathomorphologie entwickelt sich bei diesem speziellen Demenzsyndrom erst eine auffällige Psychopathologie in Form von sozialer Deprivation, emotionaler Verflachung und vielfältigen Sprachstörungen bis hin zum Mutismus, bis dann im weiteren Verlauf grobe kognitive Störungen und eine mehr oder weniger komplette Parkinson-Symptomatik das klinische Syndrom ergänzen.

Die monogenetisch ausgelöste *Chorea Huntington* gehört als Nicht-Parkinson-Syndrom insofern hierher, als sie sehr häufig nicht mit Parakinesen und später typischen Hyperkinesen beginnt, sondern mit psychopathologischen und neuropsychologischen Auffälligkeiten im Sinne des dementiven Abbaues. Wegen der hohen Penetranz – bei unterschiedlicher Expressivität – des autosomal-dominanten Erbleidens mit früher (paternaler) und später (maternaler) Manifestation ist die gezielte Anamnese bezüglich Familiarität in der Regel wegweisend. Klinisch bemerkenswert ist die frühe auffällig schleppende Sprechweise bei noch befriedigender Kognition und noch mäßiger Hyperkinesie. Sie unterscheidet sich deutlich von der Palilalie des Parkinsonpatienten [4, 5, 27].

Halluzinose [6, 7]

Wegen der Häufigkeit, klinischen Auffälligkeit und notwendigen Abgrenzung gegenüber psychopathologischen Veränderungen im Sinne der exogenen oder somatisch bedingten Psychose soll der Halluzinose ein eigener Abschnitt gewidmet sein.

Im Verlauf eines Parkinson-Syndromes, vor allem bei der idiopathischen Form, treten teils spontan, teils nach seelischen oder körperlichen Belastungen oder Überdosierungen der Parkinsonmedikation klassische, vor allem optische Halluzinationen auf. Diese optischen Verkennungen gehen typischerweise nicht mit affektiven Störungen wie Angst, Depression oder paranoidem Erleben einher und unterscheiden sich damit eindeutig von einer Psychose.

Diese Feststellung ist deswegen von besonderer Bedeutung, weil immer noch, in völliger Verkennung der Ätiopathogenese, Halluzinosen mit Neuroleptika „behandelt" werden. Dadurch wird schnell ein Teufelskreis geschlossen.

Vergleichbar dem *Charles-Bonnet-Syndrom* des älteren Menschen mit unterschiedlichen Defiziten des optischen Systems könnten wesentliche Ursachen des Auftretens von vor allem optischen Halluzinationen bei Parkinsonpatienten in einer vielfältigen Deprivation des optischen Systems ihre Ursache haben mit der Folge einer sog. *Release-Halluzination* [6].

Hier sollten dann auch schon länger bekannte neuropsychologische Phänomene inkludiert sein wie die Störung des visuospatialen Erkennens und Farbsinnstörung.

Besonders eindrucksvoll und typisch ist die Phänomenologie der halluzinierten Erlebnisse mit in der mittelbaren Nähe sitzenden Erwachsenen, die meist stumm sind, und weiter entfernt spielenden Kindern.

Im besten Sinne der doppelten Buchführung sprechen die Patienten ohne erkennbaren Affekt über das meist schon vertraute Erleben und gehen sozusagen nahtlos zur Tagesordnung über.

Ausblicke

Es sollte gezeigt werden, dass Parkinson-Syndrome und Demenzsyndrome als Folge eines *neurodegenerativen Prozesses*, der monogetisch, polygenetisch, vor allem aber wohl multifaktoriell sein kann, in Kenntnis der zu Grunde liegenden *Pathomorphologie* und *Pathoklise* einerseits eine eindrucksvolle Komplexität bezüglich klinisch manifester Symptome zeigen, aber andererseits auch eine Regelhaftigkeit erkennen lassen, die eine Operationalisierung der Diagnose erst möglich macht.

Geht man von einem virtuellen Zentrum im Gehirn aus, wird ein bezüglich Symptom resultierender *frontaler Vektor* ein Mehr an Psychopathologie zeigen. Bei einem mehr *temporal gerichteten Vektor* werden wir vor allem mnestische und kognitive Defizite erwarten können. Je mehr der *Vektor in Richtung Basalganglien* zeigt, überwiegt ein Parkinson-Syndrom. Schließlich zeigt ein *hirnstammwärts gerichteter resultierender Vektor* typische Bilder eines MSA- oder PSP-Syndromes.

Die klinischen Syndrome sind gut beschrieben und überwiegend schon lange bekannt. Dass sie ein allgemeines Interesse trotz zum Teil großer Seltenheit finden, liegt ganz wesentlich daran, dass ein Teil der Störungen behandelbar geworden ist. Vorreiter bezüglich valider, vor allem bezüglich ihrer Ergebnisse prognostizierbarer Therapie ist eindeutig das idiopathische Parkinson-Syndrom.

Bei der rasanten Zunahme unterschiedlichster, zum großen Teil hochkomplizierter Untersuchungstechniken bleibt der Stellenwert einer präzisen, zielgerichteten *Anamnese* und sorgfältigen *Patientenbeobachtung* unbestritten.

Die wegen der sprunghaften Zunahme des Wissens über die hier diskutierten Syndrome notwendige Entstehung von *Kompetenznetzen* wird den Prozess der *computergestützten Operationalisierung* der Diagnosefindung ganz wesentlich fördern. Gleichzeitig werden austauschbare, notwendigerweise anonymisierte Daten oder besser Erfahrungen, auch von seltenen Syndromen, allen zur Verfügung stehen und damit für die klinische Arbeit *qualitätssichernd* wirken.

Literatur

1. Baas H (1999) Therapiestrategien bei de novo-Parkinson-Patienten. In: Benecke R, Engfer A (Hrsg) Die Parkinson-Krankheit und verwandte neurodegenerative Erkrankungen. Nervenarzt 70 (Suppl 1): 11–18
2. Benecke R (1999) Multisystemdegenerative Erkrankungen mit Parkinson-Syndrom. In: Benecke R, Engfer A (Hrsg) Die Parkinson-Krankheit und verwandte neurodegenerative Erkrankungen. Nervenarzt 70 (Suppl 1): 35–41
3. Calabrese P (2000) Neuropsychologie der Alzheimer-Demenz. In: Calabrese P, Förstl H (Hrsg) Psychopathologie und Neuropsychologie der Demenzen. Pabst, Lengerich Berlin Rom Wien, S 31–50
4. Conrad B (1996) Phänomenologie der Bewegungsstörungen. In: Conrad B, Ceballos-Baumann AO (Hrsg) Bewegungsstörungen in der Neurologie. Thieme, Stuttgart New York, S 1–10
5. Conrad B (1996) Pathophysiologie der Bewegungsstörungen. In: Conrad B, Ceballos-Baumann AO (Hrsg) Bewegungsstörungen in der Neurologie. Thieme, Stuttgart New York, S 11–29
6. Diederich NJ, Pieri V, Goetz CG (2000) Die optischen Halluzinationen des Parkinson-Patienten und das Charles Bonnet-Syndrom. Fortschr Neurol Psychiat 68: 129–136
7. Förstl H (2000) Neuropsychologie und Psychopathologie kortikaler und subkortikaler Demenzformen. In: Calabrese P, Förstl H (Hrsg) Psychopathologie und Neuropsychologie der Demenzen. Pabst, Lengerich Berlin Berlin Rom Wien, S 201–220
8. Gerlach M, Reichmann H, Riederer P (2000) Pathophysiologische Mechanismen der Parkinson-Krankheit und neuroprotektive Therapiekonzepte. Nervenheilkunde 19: 496–503
9. Gerlach M, Reichmann H, Riederer P (2001) Klinische Aspekte der frontotemporalen Demenz. Fortschr Neurol Psychiat 68: 447–457
10. Greck J, Lautenschlager N et al. (2000) Klinische Aspekte der frontotemporalen Demenz. Fortschr Neurol Psychiat 68: 447–457
11. Heiss W-D, Würker M (1999) Möglichkeiten und Grenzen funktioneller bildgebender Verfahren beim Parkinson-Syndrom. In: Benecke R, Engfer A (Hrsg) Die Parkinson-Krankheit und verwandte neurodegenerative Erkrankungen. Nervenarzt 70 (Suppl 1): 2–10
12. Hentschel F (2001) Bildgebende Diagnostik bei demenziellen Erkrankungen. Eine aktuelle Übersicht. Nervenheilkunde 2: 69–77
13. Hermann W, Barthel H et al. (2000) Hallervorden-Spatz-Krankheit. Nervenarzt 71: 660–665
14. Klimek L, Moll B, Kobal G (2000) Riech- und Schmeckvermögen im Alter. Deutsches Ärzteblatt 97: A911–918
15. Ludolph AC, Sperfeld A et al. (2001) Tauopathien – eine neue Kategorie degenerativer Hirnerkrankungen. Nervenarzt 72: 78–85
16. Oertel W (1996) Kortikobasalganglionäre Degeneration (CBGD). In: Conrad B, Ceballos-Baumann OA (Hrsg) Bewegungsstörungen in der Neuroloige. Thieme, Stuttgart New York, S 85–88
17. Oertel W (1996) Mutisystematrophie (MSA). In: Conrad B, Ceballos-Baumann AO (Hrsg) Bewegungsstörungen in der Neuroloige. Thieme, Stuttgart New York, S 69–77
18. Oertel W (1996) Progressive supranukleäre Blickparese (PSP) (Steele-Richardson-Olszewski-Syndrom). In: Conrad B, Ceballos-Baumann AO (Hrsg) Bewegungsstörungen in der Neurologie. Thieme, Stuttgart New York, S 78–84
19. Poewe W, Ceballos-Baumann AO, Conrad B (1996) Parkinson-Krankheit. In: Conrad B, Ceballos-Baumann AO (Hrsg) Bewegungsstörungen in der Neurologie. Thieme, Stuttgart New York, S 30–67
20. Probst-Cousin S, Kayser C et al. (2000) 30 Jahre MSA-Konzept: Ein Rück- und Überblick über die Multisystematrophie. Fortschr Neurol Psychiatr 68: 25–36
21. Ransmayr G, Wenning GK et al. (2000) Demenz mit Lewy-Körperchen. Nervenarzt 71: 929–935
22. Riess O, Krüger R et al. (1999) Zur Genetik und Pathogenese des Morbus Parkinson. Deutsches Ärzteblatt 43: A2739–2748
23. Schröder SG (2000) Psychopathologie der Alzheimer-Demenz. In: Calabrese P, Förstl H (Hrsg) Psychopathologie und Neuropsychologie der Demenzen. Pabst, Lengerich Berlin Rom Wien, S 51–67

24. Sommer U, Reichmann H (2001) Demenz beim idiopathischen Parkinson-Syndrom. Nervenheilkunde 2: S 65–68
25. Spießl H, Marienhagen J et al. (2001) Semantische Demenz. Nervenheilkunde 3: 162–165
26. Walton JN (1977) Brain's diseases of the nervous system 8th edn. Oxford University Press, pp 569–600
27. Weindl A, Conrad B (1996) Chorea und choreatische Bewegungsstörungen. In: Conrad B, Ceballos-Baumann AO (Hrsg) Bewegungsstörungen in der Neurologie. Thieme, Stuttgart New York, S 155–180
28. Willert C, Spitzer C et al. (2000) Frühmanifestation einer frontotemporalen Demenz. Nervenarzt 71: 44–49
29. Wüllner U (2000) Konzepte zur Pathogenese neurodegenerativer Erkrankungen. Nervenheilkunde 19: 552–559

Parkinson-Syndrom und zerebrovaskuläre Morbidität

G. Ebersbach

Einleitung

Sowohl bei den Parkinson-Syndromen als auch bei den meisten zerebrovaskulären Störungen handelt es sich um alterskorrelierte Störungen mit deutlicher Zunahme von Inzidenz und Prävalenz im Senium. Besonders bei der subkortikalen arteriosklerotischen Enzephalopathie (SAE) kann es zur Ausbildung eines sogenannten „Vaskulären Parkinson-Syndroms" kommen, das gegenüber der idiopathischen Parkinsonerkrankung klinische Besonderheiten aufweist. Im Einzelfall kann diese Differenzialdiagnose jedoch erhebliche Schwierigkeiten bereiten und Probleme im therapeutischen Vorgehen aufwerfen. Wenig erforscht ist bisher die Frage, wie sich altersassoziierte mikroangiopathische Veränderungen des Gehirns auf das klinische Bild eines vorbestehenden oder koinzidierenden idiopathischen Parkinson-Syndroms auswirken.

Definition und Pathologie des vaskulären Parkinson-Syndroms

Das Parkinson-Syndrom mit den Kardinalsymptomen Ruhetremor, Rigor, Hypokinese und Störung der posturalen Stabilität kann auf verschiedenen Ursachen beruhen. In einer Untersuchung der Londoner Parkinson's Disease Brain Bank bestätigte die Autopsie bei 100 Patienten die zu Lebzeiten gestellte Diagnose einer idiopathischen Parkinsonkrankheit in 24 Fällen nicht [9]. In 3 Fällen konnten zerebrovaskuläre Störungen in dieser Serie als Ursache des Parkinson-Syndroms pathologisch gesichert werden. Ergänzt man diese Studie durch neuroradiologische [2, 13, 23] und klinische Untersuchungen [6, 20, 21], lässt sich das von Critchley [4] entworfene Konzept des vaskulären Parkinson-Syndroms untermauern. Die Literatur zum klinischen Erscheinungsbild des vaskulären Parkinson-Syndroms zeigt ein breites Spektrum an Symptomen, das von isolierten Ruhetremores oder Mikrographie bei fokalen, meist striatalen Läsionen bis hin zu schweren, durch generalisierte Akinese und Demenz gekennzeichneten Zuständen reicht (s. Literaturübersicht bei [21]).

Trotz der interindividuell durchaus heterogenen Symptomatik kann die Trias von Gangstörung, Blasenstörung und kognitiver Beeinträchtigung als typisch für das vaskuläre Parkinson-Syndrom bei subkortikaler arteriosklerotischer Enzephalopathie (SAE) angesehen werden. Meist ist dabei die Gangstörung das klinisch prominente Symptom und der Anlass für die Kategorisierung als Parkinson-Syndrom. Marie [12] lenkte bereits 1901 die Aufmerksamkeit auf lakunäre Läsionen als führende Ursache für Dejerines „marche à petits pas", später folgten Critchleys [4] Konzept des „arteriosclerotic parkinsonism" und Thompson und Marsdens [20] Terminus „lower-half parkinsonism". In der Klassifikation der Gangstörungen von Nutt et al. [15] werden Kleinschrittigkeit, Breitbasigkeit, Unsicherheit, Freezing und Startverzögerung bei vaskulärem Parkinson-Syndrom unter dem Begriff der „frontalen Gangstörung" subsumiert, der weitgehend synonym mit der „Gangapraxie" von Meyer und Barron [14] ist.

Abgesehen von der klinischen Präsentation hängt die Diagnose eines vaskulären Parkinson-Syndroms vom Nachweis einer entsprechenden zerebrovaskulären Pathologie ab. Multifokale lakunäre oder diffuse Schädigungen der weißen Substanz im Sinne einer subkortikalen arteriosclerotischen Enzephalopathie (SAE) oder Leukaraiosis sind die häufigsten bildmorphologischen Korrelate des vaskulären Parkinson-Syndroms [23]. In selteneren Fällen kommt es zu Parkinson-Symptomen im Rahmen isolierter Läsionen in kritischen Regionen. Zusätzlich zu den bildgebenden Kriterien gehen bei Winikates und Jankovic [21] auch anamnestische Angaben zum Vorliegen vaskulärer Risikofaktoren in eine „vascular rating scale" ein, die von diesen Autoren für die Definition des vaskulären Parkinson-Syndroms verwendet wird.

Klinik und Differenzialdiagnose des vaskulären Parkinson-Syndroms

Wichtige Kriterien für die Differenzialdiagnose zwischen idiopathischen und symptomatischen Parkinson-Syndromen sind die relativ gut erhaltene Motorik von oberen Extremitäten und Mimik sowie die teilweise deutlich ausgeprägte Ataxie beim symptomatischen „lower-half Parkinson" (siehe Tabelle 1).

Thompson und Marsden [20] sahen Rumpfataxie und Breitbasigkeit als besonders charakteristisch für das vaskuläre Parkinson-Syndrom an, während die protektiven Reaktionen (Ausgleichs- und Abstützbewegungen der Arme im

Tabelle 1. Differenzialdiagnose der Gangstörung bei Parkinson-Syndromen

	Symptomatisches PS	Idiopathisches PS
Spurweite	weit	eng
Dopa-Response	wenig/keine	gut
Freezing	früh	spät
Demenz	früh/häufig	spät/seltener
Inkontinenz	häufig	selten
Gleichgewichtsstörung	früh/häufig	spät/variabel
Mimik/obere Extr.	selten akinetisch	akinetisch
Asymmetrie	selten	häufig
Verlauf	oft schubförmig	chronisch progredient
Pyramidenbahnzeichen	häufig	keine

Falle eines Gleichgewichtsverlustes) im Vergleich zum idiopathischen Parkinson-Syndrom besser erhalten waren. Bei einer vergleichenden Untersuchung des Gangbildes von Patienten mit idiopathischem Parkinson-Syndrom, SAE und zerebellärer Ataxie fanden Ebersbach et al. [8] einen proportionalen Anstieg der Schrittlänge bei zunehmender Gehgeschwindigkeit in allen Patientengruppen und bei gesunden Kontrollen. Während Patienten mit idiopathischer Parkinsonerkrankung jedoch im Vergleich zu Gesunden bei verschiedenen Geschwindigkeiten eine konstante Verminderung der Schrittlänge aufwiesen, zeigten Patienten mit SAE überproportional kurze Schritte bei langsamem und überproportional lange Schritte bei schnellem Gehen. Diese Veränderung wurde auch bei Patienten mit zerebellären Störungen gefunden, was die wichtige Rolle der Ataxie im klinischen Bild der parkinsonoiden Gangstörung bei SAE unterstreicht. Nach eigenen Beobachtungen [7] spricht eine im Vordergrund stehende Störung statischer Gleichgewichtsreaktionen mit vermehrtem spontanen Schwanken im freien Stand für eine symptomatische Genese der parkinsonoiden Gangstörung. Im Gegensatz dazu zeigt sich die in der Regel bei idiopathischer Parkinson-Erkrankung überwiegende Störung reaktiver und antizipatorischer Gleichgewichtsreflexe erst unter dynamischen Bedingungen, z. B. im „pull-test" (bei dem der Untersucher den Patienten abrupt an den Schultern wegzieht).

Neben der Gangstörung kann das vaskuläre Parkinson-Syndrom im Rahmen der genannten Trias Blasenstörungen (meist vermehrter Harndrang bzw. Urge-Inkontinenz, nur in Spätstadien Inkontinenz „sans gêne" im Rahmen des Frontalhirnsyndroms) und kognitive Störungen (meist vom frontalen bzw. „subkortikalen" Typ) aufweisen. Weitere fakultative Begleitsymptome sind „Frontalhirnzeichen", (pseudobulbäre) Dysarthrie, sakkadierte Blickfolge und Zeichen fokaler Läsionen der Pyramidenbahn und anderer neuronaler Systeme.

Hinsichtlich des Krankheitsverlaufes sind beim vaskulären Parkinson-Syndrom im Vergleich zur idiopathischen Parkinsonerkrankung ein späterer Beginn, teilweise schubförmige Verschlechterungen und fehlendes Ansprechen auf Levodopa charakteristisch [21].

Da der Symptomenkomplex bei vaskulärem Parkinson-Syndrom ätiologisch unspezifisch ist sollte unbedingt eine Bildgebung mit CCT oder MRT erfolgen. Im Vordergrund der differenzialdiagnostischen Fragestellung steht hierbei die Abgrenzung der subkortikalen arteriosklerotischen Enzephalopathie vom Normaldruckhydrozephalus (NPH) als kausal behandelbarer Störung. Weitere Erkrankungen, die zu klinisch nicht unterscheidbaren Gangstörungen führen können und durch eine bildgebende Untersuchung ausgeschlossen werden sollten, sind das chronische subdurale Hämatom, (frontale) Tumoren und fokale (z. B. vaskuläre) Läsionen in kritischen Hirnregionen [15]. Da Ventrikelerweiterung und Druckkappen im CCT beim Normaldruckhydrozephalus zum Teil nur wenig ausgeprägt sind, sollte die Indikation zu einer probatorischen Liquorpunktion großzügig gestellt werden. Bewährt hat sich hierbei das (u. U. wiederholte) Ablassen von 30 – 40 ml Liquor.

Eine weitere wichtige und klinisch oft nicht zu klärende Differenzialdiagnose ergibt sich zwischen dem vaskulären Parkinson-Syndrom und der progressiven supranukleären Parese [22].

Epidemiologie und Pathogenese des vaskulären Parkinson-Syndroms

Hinsichtlich der Häufigkeitsverteilung symptomatischer und idiopathischer Parkinson-Syndrome liegen nur wenige systematische Untersuchungen vor. Sudarsky [19] fand bei einer klinischen Studie an 50 konsekutiven Patienten, die sich mit einer Gangstörung in einer neurologischen Sprechstunde vorstellten, in 16% eine SAE, in 4% einen NPH und in 10% ein idiopathisches Parkinson-Syndrom als ursächliche Erkrankung. Unklar ist hierbei allerdings, wie viele der Patienten mit SAE bzw. NPH eine parkinsonoide Gangstörung aufwiesen. In einer retrospektiven Untersuchung von Winikates und Jankovic [21] an Patienten mit mindestens zwei Kardinalsymptomen der Parkinsonkrankheit betrug die Häufigkeit des idiopathischen Parkinson-Syndroms 2071 Fälle bei nur 133 Fällen (6,5%) mit vaskulärem Parkinson-Syndrom. In der klinisch-pathologischen Untersuchung von Hughes et al. [9] und im Door-to-door survey der EUROPARKINSON-Studie [18] betrug der Anteil des vaskulären Parkinson-Syndroms sogar nur 3%. Diese Zahlen zeigen, dass die Prävalenz des vaskulären Parkinson-Syndroms vergleichsweise gering ist, wenn die Diagnose nicht allein auf der Grundlage der Gangstörung, sondern mit den für die idiopathische Parkinsonkrankheit geltenden Kriterien gestellt wird.

Als Schädigungsmechanismen der Gangstörungen bei SAE und NPH wird eine Läsion ventrikelnah im Marklager verlaufender, in den Regelkreis zwischen Basalganglien und supplemetär-motorischem Kortex eingebundener Bahnsysteme vermutet [20]. Seltener, aber ebenfalls der Gruppe des vaskulären Parkinson-Syndroms zuzuordnen, sind Störungen extrapyramidaler neuronaler Systeme in Basalganglien und Hirnstamm durch isolierte lakunäre Hirninfarkte in kritischen Regionen. Winikates und Jankovic [21] vermuten, dass ein plötzlicher Beginn des vaskulären Parkinson-Syndroms eher für eine fokale Läsion spricht, während langsam progrediente Verläufe eher auf eine diffuse Leukenzephalopathie hindeuten.

Zerebrale Mikroangiopathie und idiopathisches Parkinson-Syndrom

Da es sich sowohl beim idiopathischen Parkinson-Syndrom als auch bei der SAE um vergleichsweise häufige und alterskorrelierte Erkrankungen handelt, ist naheliegend, dass es im Senium nicht selten zur Koinzidenz beider Störungen kommt. Dabei ist umstritten, ob die idiopathische Parkinsonerkrankung mit einem erhöhten, normalen oder sogar verminderten Risiko für zerebrovaskuläre Erkrankungen einhergeht.

Die klinischen Konsequenzen eines Zusammentreffens beider Krankheiten sind noch weitgehend unerforscht. Piccini et al. [16] fanden bei einer Analyse der klinischen und kernspintomografischen Befunde von 102 nichtdementen Patienten mit idiopathischer Parkinsonerkrankung und gesunden Kontrollen ein gehäuftes Auftreten von lakunären subkortikalen Läsionen in der Patientengruppe. Innerhalb der Patientengruppe zeigten Patienten mit SAE eine schwerere Behinderung und eine raschere Progredienz als Patienten mit unauffälliger

Bildgebung. Durif et al. [5] beschrieben eine positive Korrelation zwischen kernspintomografisch bei 30 Patienten mit idiopathischem Parkinson-Syndrom nachgewiesener Atrophie und der Schwere von Gang- und Gleichgewichtsstörungen. Es stellt sich somit die Frage, inwieweit mikrovaskuläre Veränderungen, zumindest zum Teil, für die oft im fortgeschrittenen Krankheitsstadium festzustellende Entwicklung Dopa-resistenter Störungen des Sprechens, Gehens und des Gleichgewichtes verantwortlich sind [3].

In einer eigenen Untersuchung [7] wurde die Gleichgewichtsregulation bei 40 Patienten mit idiopathischem Parkinson-Syndrom klinisch und durch Messungen mit einer statischen Posturografie-Plattform untersucht. Die 20 Patienten, bei denen computertomographisch eine Mikroangiopathie nachweisbar war, zeigten eine deutliche Störung der statischen Gleichgewichtsregulation mit vermehrtem spontanen Schwanken im ruhigen Stand. Im Gegensatz hierzu unterschieden sich die posturografischen Messwerte bei Patienten mit Morbus Parkinson und unauffälliger Bildgebung nicht von denen der gesunden Kontrollen. Der Unterschied der Messwerte für statische Gleichgewichtsparameter zwischen Patienten mit und ohne zerebrovaskuläre Komorbidität war dabei unabhängig von der Störung antizipatorischer und reaktiver Gleichgewichtsreflexe, die durch den Pull-Test erfasst wurde. Daraus lässt sich folgern, dass ein vermehrtes spontanes Schwanken im ruhigen Stand (statische Gleichgewichtsstörung) im Gegensatz zur Retropulsions- oder Fallneigung beim Pull-Test (dynamische Gleichgewichtsstörung) bei Patienten mit Morbus Parkinson einen möglichen Indikator für eine systemüberschreitende (z.B. zerebrovaskuläre) Pathologie darstellt. Auch in diesem Fall ist der klinische Befund unspezifisch und sollte bildgebende Untersuchungen zum Ausschluss potenziell behandelbarer Differenzialdiagnosen (z.B. Normaldruckhydrozephalus) nach sich ziehen.

Therapie

Bei den symptomatischen parkinsonoiden Gangstörungen besteht nur für den Normaldruckhydrozephalus eine Möglichkeit der kausalen Therapie. Vor der Anlage eines ventrikuloperitonealen Shunts ist hierbei eine klare klinische Verbesserung des Gangbildes nach probatorischer Liquorentnahme zu fordern. Im Zweifelsfall sollte die Liquorpunktion nach einem mehrmonatigen Intervall und nach sekundärer klinischer Verschlechterung wiederholt werden, um die Reproduzierbarkeit des Punktionseffektes sicherzustellen. Zu beachten ist darüber hinaus, dass Inkontinenz und kognitive Störungen bei NPH weniger auf die Senkung des Liquordrucks ansprechen als die Gangstörung.

Vielversprechende Ansätze für die Therapie der Gangstörung bei subkortikaler arteriosklerotischer Enzephalopathie wurden bisher nicht gefunden. Therapieversuche mit dopaminergen Medikamenten oder Amantadin verliefen meist enttäuschend. Eine doppelblinde Studie an 40 Patienten mit Gangstörung und SAE zeigte keine signifikante Überlegenheit von 200 mg Amantadin i.v./Tag gegenüber Placebo [1]. Bei der Indikation einer dopaminergen Therapie sollte eine mögliche Koinzidenz von SAE und (Dopa-responsiver) idiopathischer Parkinson-Erkrankung im Auge behalten werden.

Tabelle 2. Risikofaktoren für Stürze

- Alter > 80, weiblich
- Langsamer kurzschrittiger Gang
- Verminderte sensomotorische Integration
- Kraftmangel
- Kognitive Störungen
- Sedativa, Polytherapie
- Parkinson-Syndrom
- Stürze in der Anamnese

Naheliegend, wenngleich in den Auswirkungen nicht vollständig erforscht, ist die Behandlung zerebrovaskulärer Risikofaktoren und die Gabe von Thrombozytenaggregationshemmern bei Vorliegen einer SAE.

Leider gibt es bisher kaum systematische Untersuchungen über die Wirksamkeit physiotherapeutischer Interventionen bei symptomatischen Parkinson-Syndromen. Im Einzelfall wird im Therapiekonzept zu berücksichtigen sein, inwieweit die Fähigkeit zum motorischen Lernen durch die Erkrankung in Mitleidenschaft gezogen ist. Empirisch gut belegt sind die Wirksamkeit von Trickmanövern bei Freezing (z. B. Streifenmuster an kritischen Stellen, Querstrebe am Gehstock, Laserpointer zum Setzen optischer cues) und die Verminderung des Sturz- und Verletzungsrisikos durch Gleichgewichts-, Kraft- und Konditionstraining [11].

Besonders im Hinblick auf die Prophylaxe von Stürzen ist eine sorgfältige Erhebung und gegebenfalls Korrektur von sturzkorrelierten Gewohnheiten und Umgebungsbedingungen notwendig. Tabelle 2 gibt einen Überblick über gesicherte Risikofaktoren für das Auftreten von Stürzen. Hervorragende Bedeutung hat dabei die Einnahme von Benzodiazepinen und anderen sedierenden (z. B. Trizyklika) oder Orthostase-fördernden (z. B. Diuretika) Substanzen [17]. Im häuslichen Bereich spielen Bodenbeschaffenheit, Schuhwerk und Beleuchtung eine wichtige Rolle, wobei sich viele Stürze z. B. durch eine durchgehende Beleuchtung des Weges vom Schlafzimmer zur Toilette vermeiden lassen. Ist mit einem hohen Sturzrisiko zu rechnen, z. B. bei Patienten mit anamnestisch vorangegangenen Stürzen, sollten verletzungsprophylaktische Maßnahmen in Betracht gezogen werden. Hierzu zählen z. B. die Verordnung von Hilfsmitteln (Gehstütze, Rollator, Rollstuhl), Protektoren (Knie-, Hüft- oder Kopfschutz), die Auswahl eines weichen Bodenbelags bzw. Polsterung scharfer Kanten sowie, falls vertretbar, der Verzicht auf gerinnungshemmende Medikamente. Hüftgelenksprotektoren konnten in einer kürzlich publizierten kontrollierten Studie an 1801 Senioren mit erhöhtem Sturzrisiko die Inzidenz von Schenkelhalsfrakturen um 50% senken [10].

Zusammenfassung

Das vaskuläre Parkinson-Syndrom ist klinisch in erster Linie durch eine Gangstörung gekennzeichnet, die neben parkinsonoiden auch ataktische Merkmale aufweist. Im Gegensatz zur idiopathischen Parkinsonerkrankung bleiben dabei die Motorik der Arme und die Mimik häufig unbeeinträchtigt. Charakteristische Begleitsymptome sind Störungen der Blasenfunktion und der Kognition. Ursächlich liegt dem vaskulären Parkinson-Syndrom meist eine subkortikale arteriosklerotische Enzephalopathie zugrunde. Bei weitgehendem Fehlen effektiver medikamentöser Therapieoptionen des vaskulären Parkinson-Syndroms sollten behandelbare Differenzialdiagnosen ausgeschlossen werden, wobei insbesondere die Indikation zur probatorischen Entnahme von 40 ml Liquor zur Abgrenzung eines Normaldruckhydrozephalus großzügig gestellt werden sollte. Bei Vorliegen eines idiopathischen Parkinson-Syndroms kann koinzidierende zerebrovaskuläre Komorbidität zu rascherer Progredienz und vermehrten Gang- und Gleichgewichtsstörungen führen. Vermehrtes spontanes Schwanken im ruhigen Stand kann bei idiopathischem Parkinson-Syndrom einen Hinweis auf systemübergreifende Pathologie darstellen und sollte Anlass zu bildgebender Diagnostik sein. Die Behandlung des vaskulären Parkinson-Syndroms beinhaltet in erster Linie Physiotherapie und Verminderung der Sturz- und Verletzungsgefahr durch prophylaktische bzw. protektive Maßnahmen.

Literatur

1. Baezner H, Oster M, Henning O, Cohen S, Hennerici MG (2001) Amantadine increases gait steadiness in frontal gait disorder due to subcortical vascular encephalopathy: a double-blind randomized placebo-controlled trial based on quantitative gait analysis Cerebrovasc Dis 11: 235–244
2. Baloh RW, Yue Q, Socotch TM, Jacobson KM (1995) White matter lesions and disequilibrium in older people. I. Case-control comparison. Arch Neurol 52: 970–974
3. Bonnet AM, Loria Y, Saint-Hilaire MH, Lhermitte F, Agid Y (1987) Does long-term aggravation of Parkinson's disease result from nondopaminergic lesions? Neurology 37: 1539–1542
4. Critchley M (1929) Arteriosclerotic parkinsonism. Brain 52: 23–83
5. Durif F, Pollak P, Hommel M, Ardouin C, Le Bas JF, Crouzet G, Perret J (1992) Relationship between levodopa-independent symptoms and central atrophy evaluated by magnetic resonance imaging in Parkinson's disease. Eur Neurol 32: 32–36
6. Fitzgerald PM, Jankovic J (1989) Lower body parkinsonism: evidence for vascular etiology. Mov Disord 4: 249–260
7. Ebersbach G, Sojer M, Müller J, Ransmayr G, Wenning G, Poewe W (2002) Gleichgewichtsstörungen bei idiopathischer Parkinson-Erkrankung. Der Einfluss zerebrovaskulärer Komorbidität. Nervenarzt 73: 162–165
8. Ebersbach G et al. (1999) Comparative analysis of gait in Parkinson's disease, cerebellar ataxia and subcortical arteriosclerotic encephalopathy. Brain 122: 1349–1355
9. Hughes AJ, Daniel SE Kilford L, Lees AJ (1992) Accuracy of clinical diagnosis of idiopathic Parkinson's disease: a clinicopathological study. J Neurol Neurosurg Psychiatry 55: 181–184
10. Kannus P, Parkkari J, Niemi S, Pasanen M, Palvanen M, Jarvinen M, Vuori I (2000) Prevention of hip fracture in elderly people with use of a hip protector. N Engl J Med 343: 1562–1563
11. Liston R, Tallis RC (2000) Gait apraxia and multi-infarct states. In: Meara J, Koller WC (eds) Parkinson's disease in the elderly. University Press, Cambridge, pp 98–110

12. Marie P (1901) Des foyers lacunaires de désintegration et de differents autres etats cavitaires du cerveau. Rev Med 21: 281–298
13. Masdeu JC, Wolfson L, Lantos G, Tobin JN, Grober E, Whipple R, Amerman P (1989) Brain white-matter changes in the elderly prone to falling. Arch Neurol 46: 1292–1296
14. Meyer JS, Barron DW (1960) Apraxia of gait: a clinicopathological study. Brain 83: 261–284
15. Nutt JG, Marsden CD, Thompson PD (1993) Human walking and higher-level gait disorders, particularly in the elderly. Neurology 43: 268–279
16. Piccini P, Pavese N, Canapicchi R et al. (1996) White matter hyperintensities in Parkinson's disease. Clinical correlations. Arch Neurol 52: 191–194
17. Ray WA, Griffin MR, Schaffner W, Baugh DK, Melton LJ (1987) Psychotropic drug use and the risk of hip fracture. N Engl J Med 316: 363–369
18. de Rijk MC, Tzourio C, Breteler MM et al. (1997) Prevalence of parkinsonism and Parkinson's disease in Europe: the EUROPARKINSON Collaborative Study. J Neurol Neurosurg Psychiatry 62: 10–15
19. Sudarsky L (1990) Gait disorders in the elderly. N Engl J Med 322: 1441–1446
20. Thompson PD, Marsden CD (1987) Gait disorder of subcortical arteriosclerotic encephalopathy: Binswanger's disease. Mov Disord 2: 1–8
21. Winikates J, Jankovic J (1994) Vascular progressive supranuclear palsy. J Neural Transm Suppl 43: 189–201
22. Winikates J, Jankovic J (1999) Clinical correlates of vascular parkinsonism. Arch Neurol 56: 98–102
23. van Zagten M, Lodder J, Kessels F (1998) Gait disorder and parkinsonian signs in patients with stroke related to small deep infarcts and white matter lesions. Mov Disord 13: 89–95

Diskussion

Ist eine Abgrenzung zwischen frontaler und seniler Gangstörung möglich?

Die Übergänge sind teilweise fließend, komplexe Gangstörungen, wie z. B. Freezing Phänomene, sind jedoch eindeutig der frontalen Gangstörung zuzurechnen. Eine ausführliche Diskussion findet sich bei Nutt et al. [15].

Gibt es eine seniles Parkinson-Syndrom?

Dies ist bisher als klar definierte Parkinson-Gruppierung nicht abgegrenzt. Unbestritten ist allerdings, dass bestimmte klar definierte Probleme bei Parkinsonpatienten in sehr hohem Lebensalter besonders relevant sind (z. B. neuropsychiatrische Komplikationen, Nicht-Dopa-responsive Symptome, soziale Isolierung etc.).

Medikamentöse Interaktionen beim Parkinson-Syndrom

W. Jost, W. Fogel

Die medikamentöse Therapie des Parkinson-Syndroms ist mittlerweile außerordentlich differenziert. Einerseits wegen der Vielzahl spezifischer Medikamente, andererseits wegen der Zusatzmedikamente infolge der vegetativen und psychiatrischen Beschwerden und der durch das Lebensalter häufig bestehenden Multimorbidität (durchschnittlich 4,6 Medikamente/Tag bei geriatrischen Patienten). Hieraus ergeben sich eine Vielzahl möglicher Medikamenteninteraktionen, die nicht immer überschaubar und absehbar sind.

Gegenanzeigen beim Vorliegen eines Parkinson-Syndroms

Bei einer Vielzahl von Medikamenten bestehen Anwendungsbeschränkungen beim Vorliegen einer Parkinsonschen Erkrankung. Nicht eingesetzt werden sollten die nachfolgenden Substanzen, bei denen auch seitens des Herstellers das Parkinson-Syndrom als Gegenanzeige benannt wurde.

- Bethanechol (Cholinergikum)
- Certomycin (Aminoglykosid-Antibiotikum)
- Cinnarizin (Antihistaminikum)
- Dopaminantagonisten (z. B. Metoclopramid/Paspertin®)
- Flunarizin (Sibelium®)
- Indomethacin (Amuno®)
- Moxonidin [Antihypertensivum (Cynt®)]
- Klassische Neuroleptika [(z. B. Haldol, aber auch Sulpirid)]
- Proglumetacindimaleat [Antiphlogistikum (Protaxon®)]
- Reserpinhaltige Antihypertensiva

Medikamentöse Interaktionen

Die spezifischen Parkinsonmedikamente sowie etliche zusätzliche Medikamente müssen sehr häufig nebeneinander gegeben werden, sodass Parkinsonpatienten im fortgeschrittenen Stadium häufig mehrere verschiedene Substanzgruppen einnehmen (Tabelle 1). Hierbei müssen mögliche unerwünschte Wirkungen und Wechselwirkungen berücksichtigt werden.

Tabelle 1. Interaktion verschiedener Parkinsonmedikamente

Substanz	Interaktionen
L-Dopa	Synergistischer Effekt mit Antihypertensiva Arrhythmien bei gleichzeitigem Einsatz mit Guanethidin Verstärkung der Wirkung von Katecholaminen
Dopaminagonisten	Ergot-Agonisten: Verstärkung der blutdrucksenkenden Wirkung von Antihypertensiva. Alpha-DHEC verstärkt die Wirkung von Thrombozytenaggregationshemmern Lisurid erhöht die Blutungsneigung Inhibition der Cytochrom-P450-Isoenzyme durch Bromocriptin und Pergolid Makrolid-Antibiotika erhöhen Spiegel, z.B. von Cabergolin und Bromocriptin (bis 4,6- fach) Vorsicht bei Einsatz von Ropinirol mit Substanzen, die ausschließlich renal eliminiert werden. Spiegelerhöhung von Ropinirol durch Östrogenpräparate
Selegilin	Kontraindikation bei Einsatz von SSRI, MAO-Hemmern Vorsicht bei gleichzeitiger Gabe von trizyklischen AD Nicht zusammen mit Triptanen einsetzen Vorsicht bei gleichzeitiger Gabe von Entacapon
Entacapon	Vorsicht bei gleichzeitiger Gabe von Selegilin Interaktion mit MAO-Hemmern, trizyklischen Antidepressiva und NA-Wiederaufnahmehemmern
Amantadin	Nicht zusammen mit Budipin oder Memantine einsetzen Vorsicht bei gleichzeitigem Einsatz mit Diuretika
Budipin	Vorsicht bei Medikamenten, die die QT-Zeit verlängern (Antiarrhythmika, Amantadin, Domperidon) Interaktion mit Metoprolol (Spiegelerhöhung) und verschiedenen Antibiotika
Anticholinergika	Verstärkung der anticholinergen Effekte von trizyklischen Antidepressiva (kognitive Beeinträchtigung) Interaktion mit urologischen Medikamenten

Parkinson-Syndrom und Anästhesie

Wird eine Narkose notwendig, muss 12 Stunden vor dem Einsatz von Fluothane und Halothan L-Dopa abgesetzt werden, da diese Substanzen das Herz für Katecholamine sensibilisieren. Opiate wiederum können die L-Dopa-Wirkung vermindern.

Parkinson-Syndrom und Ophthalmologie

Beim Engwinkelglaukom sind fast alle Parkinsonmittel kontraindiziert oder nur unter Einschränkung einzusetzen. Liegen beide Erkrankungen vor, sollte eine enge Kooperation zwischen Neurologen und Ophthalmologen stattfinden.

Ophthalmologischerseits ist zu berücksichtigen, dass Parkinsonmedikamente zu Störungen der Pupillomotorik führen können. Anticholinergika verursachen eine Mydriasis mit verminderter Pupillenkontraktion auf Licht oder Konvergenz sowie Akkommodationsstörungen.

Parkinson-Syndrom und Kardiologie

Eine orthostatische Hypotonie kann bei vielen Parkinsonpatienten festgestellt werden. In diesen Fällen sind alle Medikamente zu meiden, die den Blutdruck senken oder die Blutdruckregulation negativ beeinflussen. Bei Verstärkung der orthostatischen Hypotonie durch die Parkinsonmedikation hilft häufig entweder eine Therapiemodifikation (z. B. Reduktion von Ergot-Dopaminagonisten) oder die Verordnung von Domperidon (peripherer D_2-Antagonist) weiter.
Medikamente, die zu einer orthostatischen Hypotonie führen können, wie z. B. Molsidomin, Nitroglyzerin oder Naftidrofuryl, sollten vorsichtig und gegebenenfalls unter Blutdruckkontrollen eingesetzt werden. Bereits mit dem Schellong-Test als sehr einfach durchzuführende Untersuchung können kritische Fälle diagnostiziert werden.
Ähnlich wie in der Normalbevölkerung kann bei Parkinsonpatienten aber auch eine arterielle Hypertonie unabhängig von der Grunderkrankung auftreten. Die meisten Antihypertensiva können eingesetzt werden. Vorsicht ist geboten bei einer Kombination mit Dopaminagonisten vom Ergotamin-Typ, die per se den Blutdruck senken können. Ein negativer Einfluss auf das Parkinson-Syndrom ergibt sich bei α-Methyldopa-haltigen und Reserpin-haltigen Präparaten. Durch die Kombination von Guanethidin mit Dopaminergika kommt es gehäuft zu Arrhythmien.

Parkinson-Syndrom und Urologie

Fast alle urologischen Medikamente können die Parkinsonsymptomatik beeinflussen. Zur Hemmung der Detrusoraktivität werden beispielsweise Anticholinergika eingesetzt, die kognitive Probleme hervorrufen oder verstärken können. Soll die Detrusoraktivität stimuliert werden, finden Cholinergika und Cholinesterasehemmer Anwendung, welche wiederum die Wirkung anticholinerger Parkinsonmittel abschwächen können.
Generell sollte gelten, dass bei Parkinsonpatienten mit urologischen Erkrankungen bei jeder Therapiemodifikation auf mögliche Interaktionen geachtet werden muss.
Bei der erektilen Dysfunktion wird häufig Sildenafil eingesetzt. Auf die Verstärkung der blutdrucksenkenden Wirkung der Dopaminagonisten ist hierbei zu achten.

Parkinson-Syndrom und Gastroenterologie

Bei gastrointestinalen Beschwerden wie Übelkeit ist die Gabe von zentral wirksamen Dopaminantagonisten wie Metoclopramid, aber auch Alizaprid und Bromoprid kontraindiziert, stattdessen sind Prokinetika wie Domperidon (fast rein peripherer D_2-Antagonist) zu empfehlen.

Parkinson-Syndrom und psychiatrische Störungen

Die Kombination verschiedener Parkinsonmittel, insbesondere mit Levodopa, kann zur Auslösung pharmakogener Psychosen führen. Kommt es unter der Therapie zu psychotischen Symptomen, sollte primär die Medikation modifiziert werden, d. h. Anticholinergika und Selegilin absetzen oder zumindest reduzieren. Im nächsten Schritt Amantadin reduzieren oder, falls erforderlich, absetzen. Erst danach sollte über eine Reduktion von Dopaminagonisten und L-Dopa nachgedacht werden. Bevor eine deutliche Verschlechterung der motorischen Symptomatik riskiert wird, sollte zuerst antipsychotisch behandelt werden. Beim Einsatz von Neuroleptika ist Vorsicht geboten. So sollten alle klassichen, typischen Substanzen (Haloperidol etc.) vermieden werden, da diese extrapyramidalmotorische Nebenwirkungen verursachen können. Atypische Substanzen (z. B. Clozapin) besitzen deutliche Vorteile. Aufgrund möglicher Blutbildveränderungen sind jedoch engmaschige Blutbildkontrollen notwendig. Alternativ können andere Atypika eingesetzt werden (z. B. Quetiapin), wobei nach der bisherigen Datenlage Clozapin überlegen ist.

Hinzu kommt, dass Clozapin einen sehr guten Effekt auf den Parkinson-Tremor hat, weswegen die Substanz auch häufig zur Therapie des Tremors eingesetzt wird. Generell muss bei Clozapin auf multiple Interaktionen (z. B. mit Cipramil mit unkontrollierter Spiegelanhebung von Clozapin und Benzodiazepinen mit der Gefahr von Atemdepression!) und deshalb besonders sorgsam auf die Begleitmedikation geachtet werden.

Generell sollte ein abruptes Absetzen einer L-Dopa-Therapie, insbesondere in Kombination mit Neuroleptika, vermieden werden, da es hierdurch zu einer akinetischen Krise bis hin zu einem malignen L-Dopa-Entzugssyndrom kommen kann.

Zur Therapie leichter depressiver Verstimmungen kann durch ein Johanniskraut-Präparat eine Besserung erzielt werden (Studien hierzu fehlen). Selbst bei Johanniskraut bestehen allerdings mögliche medikamentöse Interaktionen (mit Proteinaseinhibitoren, Ciclosporin A, oralen Antikoagulanzien, Digoxin, Ovulationshemmern, SSRI und tri- und tetrazyklischen Antidepressiva). Johanniskraut stimuliert die Cytochrom-P450-Isoenzyme. Die Kombination von Johanniskraut und Sertralin (Zoloft®) verstärkt die dopaminerge Wirkung von Parkinsonmedikamenten.

Bei ausgeprägterer Symptomatik sind Tri- und Tetrazyklika zu empfehlen, allerdings können diese aufgrund des anticholinergen Effektes kognitive Beeinträchtigungen hervorrufen oder verstärken. Trimipramin (Stangyl®) kann extrapyramidalmotorische Nebenwirkungen hervorrufen. SSRI sind aufgrund Ihres Wirkmechanismus prinzipiell gut zur Behandlung von depressiven Störungen bei der Parkinsonerkrankung geeignet (Paroxetin/Seroxat® ist auch als Suspension erhältlich und kann dadurch auch bei Patienten mit Schluckstörungen eingesetzt werden), die gleichzeitige Gabe von Selegilin ist allerdings kontraindiziert. SSRI sollten frühestens 2 Wochen nach Beendigung der Therapie mit Selegilin eingenommen werden, sie müssen mindestens eine Woche lang abgesetzt sein (bei Fluoxetin mindestens 5 Wochen), bevor eine Therapie mit Selegilin begonnen wird. Dies muss auch beim Einsatz von reversiblen und besonders von irreversiblen MAO-Hemmern beachtet werden. Auch Trizyklische Antidepressiva sollten nur mit Vorsicht gleichzeitig mit Selegilin verordnet werden.

Der COMT-Hemmer Entacapone darf gleichfalls nicht zusammen mit nichtselektiven MAO-Hemmern (Tranylcypromin) gegeben werden. Generell muss beim Einsatz von MAO-Hemmern berücksichtigt werden, dass diese die Antiparkinson-Wirkung des L-Dopa verstärken können, in wenigen Fällen wurden sogar eine Hyperpyrexie und hypertensive Krisen beschrieben. Noradrenalin-Wiederaufnahmehemmer werden zunehmend eingesetzt, zu beachten ist allerdings die potenzielle Interaktion mit Ergot-Dopaminagonisten (Erhöhung des Blutdrucks) und mit Entacapon (Orthostase-Problematik). Zudem wurde unter NA-Wiederaufnahmehemmern eine Verstärkung des Parkinson-Tremors beschrieben.

Bei Schlafstörungen soll auf adäquate Schlafgewohnheiten hingewiesen, mögliche Auslöser sollen ausgeschlossen werden. Medikamentös können z.B. Zolpidem (z.B. Stilnox®) bei Einschlafstörungen (kurze HWZ), Zopiclon (z.B. Ximovan®) bei Durchschlafstörungen (längere HWZ) oder niederpotente Neuroleptika eingesetzt werden.

Bei etwa einem Fünftel der Patienten mit einem Parkinson-Syndrom lässt sich eine demenzielle Entwicklung feststellen, die Teil der Grunderkrankung, aber auch unabhängiges Symptom sein kann. Der Einsatz von Kalziumantagonisten, z.B. Flunarizin, kann die extrapyramidalmotorische Symptomatik verschlechtern. Bei Medikamenten mit cholinergen Effekten, wie Tacrin und Donepezil, ist ein negativer Einfluss auf die Symptomatik vorstellbar (in einigen Fällen von Patienten mit Lewy-body-Demenz beschrieben). Positive Effekte wurden bei der Therapie exogener Psychosen bei der Lewy-body-Demenz beschrieben. Bei Memantine sollte parallel kein Amantadinsalz eingesetzt werden.

Parkinson-Syndrom und Verordnung weiterer Medikamente

Cinnarizin sollte bei Parkinsonpatienten nicht und Antihistaminika sollten generell mit Vorsicht eingesetzt werden.

Der unkritische Einsatz adjuvanter, vermeintlich harmloser Therapien ist zu vermeiden, da selbst Substanzen, denen seitens der Patienten eine ausschließlich positive Wirkung zugeschrieben wird, einen negativen Einfluss haben können (so reduziert beispielsweise Vitamin-B_6 die L-Dopa Wirkung).

Serotonerg wirksame Substanzen wie Migränemittel vom Triptan-Typ (insbesondere Rizatriptan) und das neue Adipositas-Präparat Sibutramin dürfen nicht mit Selegilin kombiniert werden.

Zusammenfassung

Zusammenfassend darf die medikamentöse Therapie beim Parkinson-Syndrom als schwierig angesehen werden, einerseits wegen der Vielzahl der eingesetzten Präparate, andererseits wegen der möglichen Interaktionen zu anderen eingesetzten Medikamenten. In vielen Fällen ist ein kurzes Nachschlagen hilfreich, in Einzelfällen kann der Anruf bei einem darauf spezialisierten Kollegen weiterhelfen. Besonders bei kardiologisch wirksamen Medikamenten und Psychopharmaka müssen die möglichen Interaktionen beachtet werden. Die Therapie sollte so einfach wie möglich gehalten werden, auch der zusätzliche Einsatz vermeintlich „harmloser" Medikamente sollte immer kritisch hinterfragt werden.

Morbus Parkinson und Diabetes mellitus

F.-J. STEIN

Epidemiologische Vorüberlegungen

Unter der Diagnose **Diabetes mellitus** werden Krankheitsbilder unterschiedlicher Ätiologie und Pathogenese zusammengefasst. Es können 2 Haupttypen des primären Diabetes mellitus unterschieden werden [4], die in sich heterogen sind:
- insulinabhängiger Diabetes mellitus Typ I
  (Manifestation überwiegend im Jugend- und frühen Erwachsenenalter)
- nicht insulinabhängiger Diabetes mellitus II
  (Manifestation überwiegend im mittleren Erwachsenenalter, typischerweise bei übergewichtigen Menschen. In seltenen Fällen kann dieses Diabetestyp auch im jugendlichen Alter auftreten (Typ MODY))

Diabetes mellitus ist sicherlich die häufigste Stoffwechselerkrankung jenseits des Kleinkindalters. Die Gesamtprävalenz wird um 1% geschätzt.

Eine kanadische Untersuchung aus dem Jahr 2000 [8], die landesweit an Personen über 65 Jahren durchgeführt wurde, ergab eine Inzidenz von 8,6/1000 Personen dieser Altersgruppe, wobei die Inzidenz von 9,5/1000 in der Gruppe 65 – 74 Jahre auf 3,1/1000 für die Gruppe der über 85-Jährigen zurückging [9].

Ähnlich ist auch das Krankheitsbild des **M. Parkinson** inhomogen. Auch hier können nach dem Manifestationsalter unterschiedliche Gruppen abgegrenzt werden:
- Juveniles Parkinsonsyndrom (bis zum 20. Lebensjahr)
- Early-onset-Parkinsonsyndrom (21. – 40. Lebensjahr)
- Late-onset-Parkinsonsyndrom (älter als 40 Jahre)

Die Prävalenz [1] wird bei steigender Tendenz mit 100 – 200/100 000 angegeben; hiervon ist das idiopathische Late-onset-Parkinsonsyndrom am häufigsten, wobei naturgemäß das Zusammentreffen eines Diabetes mellitus II mit einem idiopathischen Parkinsonsyndrom am wahrscheinlichsten ist.

Ausgehend von diesen epidemiologischen Kennzahlen ergibt sich eine deutliche Wahrscheinlichkeit für einen Betroffenen, an beiden Erkrankungen gleichzeitig zu leiden.

Wechselseitige Symptomverstärkung

Eine besondere Problematik der Therapie eines zusätzlich an Diabetes mellitus erkrankten Patienten ergibt sich aus der Überlappung von typischen extramotorischen Symptomen der Parkinsonerkrankung, teilweise von therapiebedingtenden Effekten, und den Langzeitkomplikationen der Stoffwechselerkrankung [4]:

- Ophthalmologische Komplikationen
    - Cataracta diabetica
    - transitorische Refraktionsanomalien infolge wechselnder Linsendicke in Abhängigkeit von Blutglucoseschwankungen
    - Rubeosis iridis (mit Neovaskulationsglaukom)
    - Retinopathia diabetica
    - Optikusatrophie (mikroangiopathisch)
- Diabetische Polyneuropathie
    - sensorische Polyneuropathie
    - motorische Polyneuropathie
    - autonome Polyneuropathie
- Diabetische Nephropathie
- Mikro- und Makroangiopathie

Visuelles System

Eine Beeinträchtigung der visuellen Perzeption, namentlich im Bereich der Farb-, Kontur- und Kontrastwahrnehmung im Rahmen einer Parkinsonerkrankung [2, 3, 7], kann als gut belegt angesehen werden. Zusätzlich ist eine Beeinflussung der retinalen Funktion im Rahmen der Therapie denkbar.

Eine weitere Beeinträchtigung des optischen Systems durch Störung im Bereich des Refrationsapparates, der Netzhaut oder der Nn. optici sind naturgemäß geeignet, die schon bestehenden Beeinträchtigungen der visuellen Wahrnehmung zu verstärken und das Risiko von visuellen Halluzinationen zu vergrößern.

Posturale Störung und Lokomotion

Eine sich im Zuge einer progredienten sensorischen Polyneuropathie verstärkende spinale Ataxie sowie vorwiegend akrodistal betonte Muskelatrophien und progrediente Paresen akzentuieren die bestehenden posturalen Beeinträchtigungen und die durch Rigor und Hypokinese verursachten Behinderungen der Lokomotion mit entsprechender Erhöhung der Sturzgefahr und Verstärkung angstgetriggerter Bewegungsstörungen. Eine zusätzliche Beeinträchtigung der visuellen Kompensation (s. o.) bedingt weitere Behinderung.

Autonome Störungen

Autonome Regulationsstörungen sind im Verlauf einer Parkinsonerkrankung regelhaft bestehende Symptome, die, zumindest initial und passager, durch therapiebedingte Faktoren verstärkt werden [5, 6, 10]. Hierbei sind degenerative Veränderungen im Bereich der sympathischen Ganglien, der Nebennieren, der parasympathischen Kerne sowie im gastrointestinalen, urogenitalen und kardiovaskulären Plexus nachgewiesen. Eine zusätzliche postganglionäre Läsion im Rahmen einer diabetischen autonomen Polyneuropathie wird naturgemäß die primär bestehende Problematik verstärken.

Hierbei stehen folgende Systeme im Vordergrund der klinischen Symptomatik:
- kardiovaskuläre Störungen
  - orthostatische Probleme
  - pathologische Frequenzvariation
- Schwitzstörungen (meist Hyperhydrosis, vorwiegend anfallsartig, im Oberkörper- und Gesichtsbereich) und Thermoregulationsstörungen
- Gastrointestinaltrakt
  - Hypersalivation
  - Schluckstörungen
  - Magenentleerungsstörungen
  - Obstipation
- Urogenitaltrakt
  - Blasenentleerungsstörungen
  - Erektionsstörungen
  - Ejakulationsstörungen
- Sonstige vegetative Störungen
  - Seborrhoe
  - Verminderung der Tränensekretion
  - Pupillomotorik

Kognitive Beeinträchtigungen

Ein parallel bestehender zerebraler Gefäßprozess im Rahmen einer diabetischen Mikro- und Makroangiopathie ist in der Lage, kognitive Defizite zu verstärken. Die erhöhte Inzidenz von Apoplexereignissen vertieft bestehende motorische Defizite.

Probleme der Behandlung der jeweiligen Grundkrankheit

Ein gleichzeitig bestehender Diabetes mellitus erschwert bei bestehenden diabetischen Folgekrankheiten die medikamentöse Therapie des M. Parkinson:
Magenentleerungsstörungen (diabetische Gastroparese), Obstipation und verlängerte intestinale Transitzeit können zu Wirkfluktuationen infolge der gestörten Resorption (insbesondere von L-Dopa) führen

- kardiale Rhythmusstörungen treten unter dopaminerger Medikation bei gestörter autonomer kardialer Innervation verstärkt auf [6, 10]
- orthostatische Regulationsstörungen, insbesondere bei Agonistentherapie werden entsprechend ausgeprägter und häufiger auftreten
- gleichzeitig bestehende makro- und mikroangiopathische zerebrale Veränderungen Erhöhen die Inzidenz von psychotischen Entwicklungen unter Parkinsonmedikation
- Dosisanpassung (insbes. Amantadin und Budipin) an Nierenfunktion bei diabetischer Nephropathie

Umgekehrt werfen Symptome und Therapiebesonderheiten der Parkinsonerkrankung Probleme in Hinblick auf die Diabetestherapie auf:
- Infolge feinmotorischer und visueller Beeinträchtigung ergibt sich eine erhöhte Fehlerhäufigkeit bei der Insulinselbsttherapie
- Vorsichtsmaßnahmen im Hinblick auf die Entwicklung eines „diabetischen Fußes" sind durch bestehende motorische Einschränkungen nur unzureichend durchführbar. Generell ist das akzidentelle Verletzungsrisiko sowie die Inzidenz entzündlicher Hautveränderungen erhöht.
- Ernährungsbesonderheiten der Parkinsontherapie können mit der Diabetesdiät interferieren. U. u. ergibt sich durch Beachtung der Mindestabstände vor und nach L-Dopa-Einnahme das Risiko von Hypoglykämien.

Therapeutische Optionen

Die vergleichsweise hohe Prävalenz beider Erkrankungen macht das Zusammentreffen eines M. Parkinson und eines Diabetes mellitus wahrscheinlich.

Eine wechselseitige Beeinflussung der bestehenden Symptomatik ergibt sich in erster Linie über die Langzeitkomplikationen der bestehenden Stoffwechselerkrankung, die krankheitsimmanente Symptome der Parkinsonerkrankung additiv verstärkt.

Da gegenwärtig der degenerative Prozess der Parkinsonerkrankung kausal nicht zu beeinflussen ist, muss eine Optimierung der diabetischen Stoffwechsellage angestrebt werden, um möglichst eine Progredienz der diabetischen Langzeitkomplikationen zu vermeiden, ggf. ein partielle Regeneration zu ermöglichen. Auch wenn in der Regel ein langjähriger Krankheitsverlauf zu Grunde liegt, sollten die Möglichkeiten einer intensiven Patientenschulung ausgenutzt, Diätfehler aufgedeckt und Applikationsfehler abgestellt werden (evtl. Umstellung auf Insulin-Pen). Häufig wird bei Typ-II-Diabetikern Überzeugungsarbeit zu leisten sein, eine ineffizent gewordene orale Therapie zu beenden und sich auf eine Insulintherapie einzulassen. Unter Umständen ist auch eine entsprechende Einstellung im internistischen Bereich zu veranlassen, um Voraussetzungen für eine effektive Parkinsontherapie zu schaffen.

Literatur

1. Ben-Shlomo Y (1997) The epidemiology of Parkinson's disease. Baillieres Clin Neurol 6: 55–68
2. Buttner T, Kuhn W, Przuntek H (1995) Alterations in chromatic contour perception in de novo parkinsonian patients. Eur Neurol 35: 226–229
3. Buttner T, Kuhn W, Müller T, Welter FL et al. (1996) Visual hallucinosis: the major clinical determinant of distorted chromatic contour perceptions in Parkinson's disease. J Neural Transm 103: 1195–1204
4. Forster DW (1991) Diabetes mellitus. In: Braunwald E, Isselbacher K, Petersdorf RG, Wilson JD, Martin JB, Fauch, AS (eds) Harrison's Principles of Internal Medicine. McGraw-Hill, New York, pp 1778–1796
5. Jost WH (1999) Autonome Regulationsstörungen beim Parkinsonsyndrom. Schaker, Aachen
6. Mesec A, Sega S, Trost M, Pogacnik T (1999) The deterioration of cardiovascular reflexes in Parkinsons's disease. Acta Neurol Scand 100: 296–299
7. Pieri V, Diederich NJ, Raman R, Goetz GG (2000) Decreased color discrimination and contrast sensitivity in Parkinson's disease. J Neurol Sci 172: 7–11
8. Rockwood K, Anwalt E, MacKnight C, McDowell I (2000) Incidence and outcomes of diabetes mellitus in elderly people: report from the Canadian Study of Health an Aging. CMAJ 162: 769–772
9. Tan MH, MacLean DR (1995) Epidemiology of diabetes mellitus in Canada. Cli Invest Med 18: 240–246
10. Trenkwalder P, Hendricks P, Schoeniger R, Rossberg J et al. (1999) Hypertension as a risk factor for cardiovascular morbidity and mortality in an elderly German population; the prospective STEPHY II study. Starnberg Study on Epidemiology of Parkinsonism ad Hypertension in the Elderly. Eur Heart J 20: 1752–1756

Harnblasenfunktionsstörungen bei Morbus Parkinson

A. HENDRICH, W. L. STROHMAIER

Zusammenfassung

Neurogene Blasenfunktionsstörungen sind häufige Symptome des idiopathischen Parkinsonsyndroms. Symptomhäufigkeit und Ausprägung korrelieren mit der Krankheitsdauer und dem Schweregrad. Sie sind jedoch auch im Frühstadium der Erkrankung vermehrt feststellbar.

Ziele einer rechtzeitigen Diagnostik und Therapie sind es, Folgeschäden zu vermeiden und Lebensqualität Betroffener zu erhalten.

Die Diagnostik und Therapie verlangen eine enge interdisziplinäre Zusammenarbeit zwischen Neurologen und Urologen. Typische Beschwerden sind neben einem vermehrten Harndrang (Urgesymptomatik) die Dranginkontinenz, ein häufiges Wasserlassen mit kleinen Portionen sowie eine verminderte Schließmuskelkontrolle. Vor Einleitung einer individuell anzupassenden Therapie ist die Durchführung einer Basisdiagnostik notwendig.

In vielen Fällen ergänzt spezielle Diagnostik (Neurophysiologie, urodynamische Untersuchung) die Vorgehensweise. Typische Befundmuster werden beschrieben.

Medikamentös stehen parasympathikolytisch wirkende, unterschiedlich selektive Anticholinergika und Alpharezeptorenblocker im Vordergrund.

Physiotherapeutische Anwendungen in einer definierten Reihenfolge (physiotherapeutischer Stufenplan) und weitere nicht medikamentöse Anwendungen (kombiniertes Biofeedback/Elektrostimulationstraining) ergänzen das therapeutische Spektrum.

Aufgabenstellung Neurourologie/Pathophysiologie und Klassifikation von neurogenen Blasenfunktionsstörungen (NBFS)

Autonome Funktionsstörungen insgesamt und insbesondere Störungen der Funktion der Harnblasentätigkeit („Blasenfunktionsstörungen") lassen sich als häufige Symptome in allen Stadien der Erkrankung feststellen (37 – 93 %), [8, 13, 23].

Symptomhäufigkeit und -ausprägung korrelieren dabei mit der Krankheitsdauer und dem Schweregrad [23]. Im Frühstadium der Erkrankung finden sich ebenfalls vermehrt Miktionsstörungen [9].

Tabelle 1. Neurourologie – Aufgaben und Zielstellung: Diagnostik und Therapie neurogener Blasenfunktionsstörungen (NBFS)

Vermeidung von Folgeerkrankungen
  Nierenfunktionsstörungen (vesikourethraler Reflux, Nierensteine, Hydronephrose, Pyelonephritis)
  Nierenversagen
  Rezidivierender Harnwegsinfekt
  Harnblasensteine

Differenzialdiagnostik anderer Funktionsstörungen der Harnblasentätigkeit
  Prostatahypertrophie beim Mann
  Beckenbodeninsuffizienz bei der Frau
  Fehlbildungen, Zysten, Strikturen, Tumoren

Verbesserung der Lebensqualität
  Inkontinenz
  Sexualität

Die Diagnostik und Therapie der genannten Symptome und Beschwerden erfordern in vielen Fällen die interdisziplinäre Zusammenarbeit zwischen Neurologen und Urologen und somit eine differenzierte neurourologische Diagnostik und Therapieeinleitung.

Zielstellung einer solchen neurourologischen Vorgehensweise sind die Vermeidung von Folgeerkrankungen und die Verbesserung der Lebensqualität der Betroffenen (Tabelle 1).

Die Ursache von Blasenstörungen bei der Parkinsonkrankheit ist nicht zusammenhängend erklärt.

Tabelle 2. Innervation der Harnblase

System	Rückenmark	Neurotransmitter	Nerv	Rezeptor	Funktion	Innervationseffekt
Parasympathikus	S2 – S4	Acetylcholin	N. pelvicus	muskarinerg	Kontraktion des Detrusor, Relaxation von Blasenhals und Urethra	Blasenentleerung
Sympathikus	Th10–L2	Neuroepinephrin	N. hypogastricus	Beta, Alpha (Blasenhals)	Relaxation des Detrusor, Kontraktion von Blasenhals und Urethra	Urinretention, Stabilisierung während der Füllungsphase
somatisch (motorisch und sensibel)	Efferenz S2 – S4 Afferenz S2 – S4	Acetylcholin	N. pudendus	nikotinerg	Kontraktion des Sphincter externus	Willkürretention

Tabelle 3. Klassifikation der neurogenen Blasenstörungen nach Bors und Comarr

Lähmungstyp	Detrusorreaktion	Beckenboden	Ätiologie
supranukleäre Lähmung komplett	reflektorische Kontraktionen	spastisch	Trauma, MS, Tumor, Prolaps, Parkinson
infranukleäre Lähmung komplett	schlaff	schlaff	Trauma, Prolaps, Tumor
sensorisch	normal	normal	Diabetes, entzündlich, toxisch

Verständlich werden einige Mechanismen bei der Betrachtung von Neuroanatomie, Neurophysiologie und Neuropharmakologie des unteren Harntraktes (Tabelle 2). Neben der somatischen Innervation des Beckenbodens sind im Weiteren eine funktionelle Synergie zwischen parasympathischen Innervationen (aktivierende Einflüsse) der glatten Muskulatur des M. detrusor und autonomer sympathischer Innervationen (Stabilisierung des Detrusor in der Füllungsphase) notwendig.

Die meisten der den Miktionsvorgang einleitenden und kontrollierenden Reflexe werden über den Hirnstamm (autonome Kerngebiete, Formatio reticularis) umgeschaltet und von übergeordneten (präfrontalen) kortikalen Zentren kontrolliert [4, 6, 8, 12, 4].

Es finden sich in der Pathophysiologie von Blasenentleerungsstörungen bei der Parkinsonkrankheit Störungen des zentralen als auch peripheren sowie postganglionären autonomen Nervensystems. Morphologische Untersuchungen konnten Lewy-Körperchen spinal und auch in sympathischen Grenzstrangganglien nachweisen [21, 22].

Nach wie vor findet sich keine vollständig befriedigende, alle Mechanismen ausreichend beschreibende Klassifikation neurogener Blasenfunktionsstörungen. Die Möglichkeiten einer solchen Klassifikation bieten zum einen die neurologisch ausgerichtete Einteilung von Bors und Comarr [17, 19] (Tabelle 3, vereinfachte Darstellung, häufig sind inkomplette Läsionen und gemischte Formen)

Tabelle 4. LUTS (lower urinary tract symptoms) bei NBFS

Speicherstörungen	Entleerungsstörungen
Pollakisurie ▪ Drangsymptomatik (Urge) Inkontinenz ▪ Stress ▪ Drang ▪ Reflex ▪ Überlauf ▪ extraurethral	▪ schwacher Strahl ▪ Startschwierigkeiten ▪ Nachträufeln ▪ Bauchpresse ▪ Restharngefühl ▪ Harnverhalt

Tabelle 5. Neurourologische Diagnostik bei NBFS

Basisdiagnostik	Spezielle Diagnostik
Anamnese klinisch neurologische und urologische Befunderhebung Urinuntersuchung (Sediment, ggf. Kultur) Sonographie (Restharn, Nieren)	EMG (Nadel-EMG, Sphincter externus) EVP (Pudendus-SEP, Tibialis-SEP) Bildgebung Sonographie (Prostata, Blase/Harnröhre im Stehen [intrakavitär]) urodynamische Untersuchung (Uroflowmetrie, Blasendruckmessung) Endoskopie Röntgenuntersuchung

und im weiteren die Zuordnung der Symptomatik in *Speicherstörungen* und *Entleerungsstörungen* (Tabelle 4) im Rahmen der LUTS (Lower urinary tract symptoms).

Diagnostik neurogener Blasenfunktionsstörungen bei Morbus Parkinson

Integraler Bestandteil einer rechtzeitigen Diagnostik von „Blasenstörungen" sowie insgesamt von autonomen Regulationsstörungen bei der Parkinsonkrankheit sind eine exakte Anamnese und subtile klinisch neurologische Untersuchung. Die neurourologische Diagnostik von NBFS teilt sich ein in eine **Basisdiagnostik** und eine befundabhängig ergänzende **spezielle Diagnostik** (Tabelle 5). Geeignete Fragebögen („Miktionsprotokoll") können die Befundaufnahme ergänzen.

Die apparative neurologische Diagnostik dient dabei der üblichen differenzialdiagnostischen Abgrenzung peripherer und zentraler neurologischer Funktionsstörungen (Bildgebung, evozierte Potenziale, Nadel-EMG des Sphincter ani.).

Typische Beschwerden bei der Parkinsonerkrankung sind *vermehrter Harndrang* (Urge) und *Dranginkontinenz*. Sowohl die Miktionsfrequenz als auch die Nykturie sind vermehrt (Tabelle 6) [1, 15, 23].

Führen die nach der Basisdiagnostik getroffenen Maßnahmen nicht zu einem Erfolg, ist in der Regel vor Einleitung einer differenzierten Pharmakotherapie

Tabelle 6. Miktionsstörungen Morbus Parkinson: Typische Beschwerden

- Vermehrter Harndrang (Urge)
- Häufiges Wasserlassen (kleine Portionen)
- Gehäufte Nykturie
- Dranginkontinenz
- Reduzierte Schließmuskelkontrolle
- Restharngefühl nach Miktion

Tabelle 7. Urodynamische Befunde bei Parkinsonkrankheit

- Detrusorhyperreflexie
- Pseudo-Detrusor-Sphinkter-Dyssynergie
- Bradykinesie des Sphinkters
- Selten: Herabgesetzte Kontraktilität des Detrusor

und geeigneter Durchführung nichtmedikamentöser Therapien eine spezielle Diagnostik (Neurophysiologie, urodynamische Messung) notwendig (Tabelle 7) [7, 16].

Bei der reinen Detrusorhyperreflexie ohne Restharn handelt es sich um eine reflektorisch ausgelöste vorzeitige Blasenentleerung bei niedrigen Füllungsvolumina.

Bei der Pseudo-Detrusor-Sphinkter-Dyssynergie (in Abgrenzung zur reinen Bradykinesie des Sphinkters mit noch normalen Füllungsvolumina der Blase) kommt es bei Einleitung des Miktionsvorganges zu einer durch Bradykinesie verursachten verzögerten Relaxation des Sphincter externus, unter Umständen mit ungenügender Blasenentleerung, einem Restharngefühl und einer sekundären Hyperreflexie (Abb. 1).

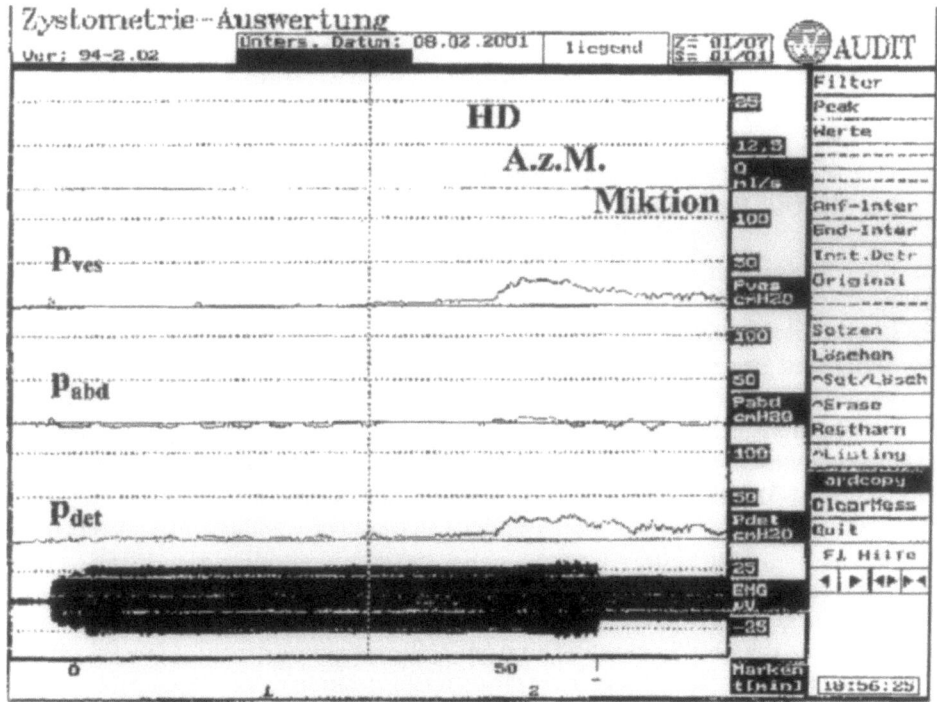

Abb. 1. M. Parkinson: Pseudo-Detrusor-Sphinkter-Dyssynergie

Tabelle 8. Neurourologische-Therapie

- Medikamentöse Behandlung
- Physiotherapie
- Biofeedback-Training
- Neuromodulation (Elektrostimulation)
- Intermittierender Katheterismus
- Dauerableitung suprapubischer/transurethraler Katheter
- Operationen
- Hilfsmittelversorgung

Von besonderer Bedeutung ist beim *männlichen* Patienten, dass häufig eine gleichzeitige Vergrößerung der Prostata ähnliche Beschwerden verursachen kann.

Hier erfordert die Therapie von Blasenfunktionsstörungen eine enge Abstimmung mit der Urologie. Während bei Patienten mit M. Parkinson und fehlender Hyperreflexie die Beseitigung der Obstruktion, z.B. durch transurethrale Prostataresektion zu einer Reduktion der irritativen Symptomatik führen kann, droht bei NBFS mit Hyperreflexie eine postoperative Reflexinkontinenz. Die Indikation zu einer operativen Therapie der Prostata bei M. Parkinson erfordert in jedem Fall eine vorhergehende urodynamische Untersuchung. Die globale Inzidenz von 20% für die Entwicklung einer Postprostatektomie-Inkontinenz steigt bei Parkinsonpatienten mit schwacher Sphinkterfunktion auf 80%.

Therapie neurogener Blasenfunktionsstörungen bei Morbus Parkinson

In der Therapie von neurogenen Blasenfunktionsstörungen bei der Parkinsonkrankheit stehen verschiedene medikamentöse und nichtmedikamentöse Behandlungsmöglichkeiten zur Verfügung (Tabelle 8). Der Einsatz dieser Medikamente und Therapieoptionen bedarf einer auf die individuelle Situation des Patienten abgestimmten Strategie.

Medikamentös stehen dabei anticholinerg wirksame Parasympathikolytika (Detrusor-Hyperreflexie mit Urgesymptomatik ohne Restharnerhöhung) und Alpharezeptorenblocker (Reduktion des Auslasswiderstandes durch Relaxation des Sphincter internus, z.B. bei benigner Prostatahyperplasie) im Vordergrund (Abb. 2).

Trizyklische Antidepressiva können probatorisch bei vermehrter Urgesymptomatik eingesetzt werden. Die aufgezählten Medikamente unterscheiden sich z.T. in ihrer lokalen Selektivität und im Nebenwirkungsprofil. Obwohl relativ blasenselektive Anticholinergika in einigen Fällen einen deutlich positiven Effekt zeigen, existieren für die genannten Medikamente und die Indikation Parkinsonkrankheit keine sog. Klasse-I-Studien nach evidenzbasierten Kriterien [8, 15, 23].

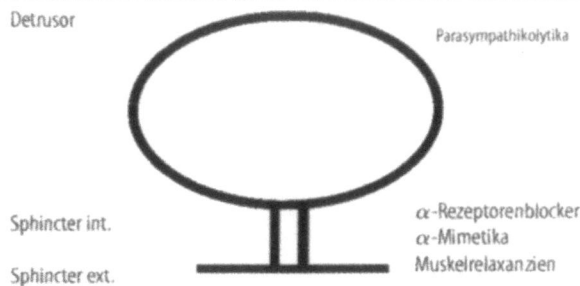

Abb. 2. Medikamentöse Therapien

Ein sorgfältiges Austitrieren der genannten Medikamente und die auch aus gesundheitsökonomischen Gründen wichtige Abschätzung der Effektivität sind im Einzelfall, z. B. durch das Führen von Miktionsprotokollen, notwendig (Tabelle 9).

Die Verordnung nichtmedikamentöser Therapiemaßnahmen erfolgt innerhalb eines therapeutischen Gesamtkonzeptes [25, 26, 28].

Dieses berücksichtigt neben der Aufklärung Betroffener deren Motivation und Leidensdruck. Der Alltag und seine Ordnung (Ordnungstherapie), der konkrete Lebensraum und das Gefühlsleben sind weitere wichtige Bestandteile dieser Konzepte.

Physiotherapeutische Verordnungen erfolgen in einem Stufenplan. Während die Stufe I formale Abläufe (Führen eines Miktionsprotokolls, Toilettentraining – *Miktion nach Uhrzeit und nicht situationsabhängig* –) und die Schulung des Bewegungsempfindens (z. B. durch Übungen auf dem Pezziball) in den Vordergrund stellt, erfolgen in der Stufe II (Beckenbodengymnastik im engeren Sinne) die Schulung von Wahrnehmung und Aufmerksamkeit für diese Bereiche sowie ein *gezieltes Koordinationstraining* und Übungen für eine verbesserte Muskelkontrolle und -kräftigung. Zur Wahrnehmungsförderung werden Elemente der bildhaften Vorstellung genutzt. Ein Koordinationstraining in Verbindung mit dem Erlernen einer geeigneten Atemtechnik („kein Luftanhalten und Zusammenkneifen" – muskuläre Anspannung während der Ausatmungsphase) stellen wichtige Übungselemente dar (Tabelle 10).

Tabelle 9. Medikamentöse Therapie NBFS Parkinsonkrankheit

Parasympathikolytika anticholinerg/direkt muskulotrop	Alpharezeptorenblocker
▪ Propiverin *(Mictonorm 30 – 45 mg/Tag)*	▪ Phenoxybenzamin *(Dibenzyran 10 – 60 mg)*
▪ Trospiumchlorid *(Spasmex 30 – 45 mg/Tag)*	▪ Prazosin
▪ Oxybutynin *(Dridase 10 – 15 mg/Tag)*	▪ Terazosin
▪ Tolterodin *(Detrusitol ret. 4 mg/Tag)*	▪ Doxazosin *(Diblocin 4 – 8 mg)*
	▪ Alfuzosin
	▪ Tamsulosin *(Alna, Omnic 0,4 mg)*

Tabelle 10. Physiotherapeutischer Stufenplan bei Harnblaseninkontinenz Morbus Parkinson

I Stufe	II Stufe
I a	Beckenbodengymnastik (Kinesiotherapie) zur Schulung von
Aufklärung	Wahrnehmung
Motivation	Aufmerksamkeit
Leidensdruck (Patient und Therapeut)	Koordinationstraining
I b	Verbesserung der Atemtechnik
Toilettentraining	Muskelkontrolle, -entspannung, -kräftigung
Führen eines Miktionsprotokolls	
Kinästhesie (Schulung des Bewegungsempfindens)	

Insbesondere nach operativen Eingriffen und zur Intervalltherapie (jüngere Patienten) finden kombinierte Biofeedback/Elektrostimulationsverfahren Akzeptanz. Gute Ergebnisse wurden in der sog. kombinierten Kurzzeittherapie (zwei bis drei Wochen täglich 15 – 20 min, 10 – 30 Hz, Stimulationsintervalle von 10 – 15 s) erzielt [24, 27, 28].

Ein allgemeines Konditionstraining, reflextherapeutische Anwendungen (Akupunktur), die Einbeziehung fernöstlicher Heilmethoden und die Integration in Selbsthilfegruppenarbeit ergänzen das therapeutische Spektrum.

Literatur

1. Berger Y, Salinas J et al. (1990) Urodynamic differentiation of Parkinson's disease and the Shy-Drager syndrom. Neurourol Urodynam 9: 117
2. Bors EA, Comarr E (1971) Neurological Urology. Karger, Basel
3. Brubaker R (2000) Electrical stimulation in overactive bladder. Urology 55 (supp 5 a): 17–23
4. Fernàndez O (2002) Mechanisms and current treatments of urogenetical dysfunction in multiple sklerosis. J Neurol 249: 1–8
5. Hassouna MM, Siegel SW et al. (2000) Sacral neuromodulation in the treatment of urgency-frequency symptoms. A multicenter study on efficacy and safety. J Urol 163: 1849–1854
6. Heidler H (1997) Klassifikation neurogener Blasenfunktionsstörungen. In: Stöhrer M, Madersbacher H, Palmtag H (Hrsg) Neurogene Blasenfunktionsstörung. Springer, S 35-43
7. Holtedahl K, Verelst M et al. (2000) Usefulness of urodynamic examination in female urinary incontinence-lessons from a population-based, randomized, controlled study of conservative treatment. Scand J Urol Nephrol 34: 169–174
8. Jost WH, Braune S (2001) Autonome Regulationsstörungen beim idiopathischen Parkinsonsyndrom. Aktuelle Neurologie 28, S 3: 235–241
9. Lemack GE, Dewey RB et al. (2000) Questionnaire-based assessment of bladder dysfunction in patients with mild to moderate parkinson's disease. Urology 56 (2): 250–254
10. Madersbacher H, Ilig G et al. (1991) Control of detrusor hyperreflexia by the intravesical instillation of oxybutynin hydrochloride. Paraplegia: 29–84
11. Marsden C (1990) Parkinson's disease. Lancet: 335–948
12. Malin JP, Schliack H (1994) Neurogene Blasenfunktionsstörungen. Deutsches Ärzteblatt 91 (30): 128–132
13. Martignoni E, Pacchetti C et al. (1995) Autonomic disorders in Parkinson's disease. J Neural Transm 45: 11–19
14. Peters HJ (1991) Neuroanatomie und Neurophysiologie des unteren Harntraktes. Detrusorrelaxation. PVV-Verlag Preuß, S 16–39

15. Schultz-Lampel D, Thüroff JW (1997) Neurogene Systemerkrankungen – Ursachen und Auswirkungen auf die Blasenfunktion. In: Stöhrer M, Madersbacher H, Palmtag H (Hrsg) Neurogene Blasenfunktionsstörung. Springer, S 18–33
16. Sotolongo JR, Chancellor M (1993) Parkinson's disease. Probl Urol 7: 54–67
17. Stephenson TP, Mundy AR (1994) The urge syndrome. Urodynamics Principles Practice Application. Churchill Livingstone, London, pp 263–275
18. Stocchi F, Carbone A et al. (1997) Urodynamic and neurophysiological evaluation in parkinson's disease and multiple systematrophy. J Neurol Neurosurgery psychiatry 62: 507–511
19. Todorova A, Vonderheid-Guth B et al. (2001) Effects of tolderodine, trospium chloride and oxybutynin on the central nervous system. J Clin Pharmacol 41: 1–9
20. Wang Y, Hassouna MM (2000) Neuromodulation reduces c-fos gene expression in spinalized rats: a double blind randomized study. J Urol 163: 1966–1970
21. Wakabayashi K, Takahashi H et al. (1993) Lewy bodies in the visceral autonomic nervous system in Parkinson's disease. Adv Neurology, 60: 609–612
22. Wakabayashi K, Takahashi H et al. (1997) Neuropathology of autonomic nervous system in Parkinson's disease. Eur Neurol 38: 2–7
23. Wein AJ, Walsh PC et al. (1998) Neuromuscular dysfunction of the lower urinary tract and its treatment. Campell's Urology, 7th edn. WBSaunders, Philadelphia, pp 953–1006
24. Ramsay IN, Ali HM et al. (1996) A prospective, randomized controlled trial of inpatient versus outpatient continence programs in the treatment of urinary incontinence in the female. International urogynecology journal and pelvic floor dysfunction. 7: 260–263
25. Pages I-H, Winter R et al. (1996) Komplexe Physiotherapie der weiblichen Harninkontinenz – eine Verlaufsbeurteilung. Phys Med Rehab-Med Kurortmed 4: 118–120
26. Pages I-H (1996) Komplexe Physiotherapie der weiblichen Harninkontinenz – Grundlagen, Durchführung, Bewertung. Phys Med Rehab-Med Kurortmed 1: 19–24
27. Janknegt R, van Kerrebroeck P (1999) Sacral nerve stimulation (SNS) as treatment for refractory urge incontinence: patient selection and long term results (12 months) in prospective, randomized study. Abstract XIVth Congress of the European Association of Urology, Stockholm, April 1999
28. Wilson D, Herbison P (1995) Conservative management of incontinence. Current opinion in obstetrics & gynecology 10, 7 (5): 386–392

Morbus Parkinson und Infektionskrankheiten

M. Körner

Einleitung

Sehr häufig nimmt während akuter Infektionskrankheiten die extrapyramidale Symptomatik zu, der Dopaminbedarf steigt. Vermehrt auftretende Hyperkinesen sind eher selten. Die Neigung zur psychotischen Dekompensation unter Parkinsonmedikation nimmt deutlich zu, vor allem bei fortgeschrittenen Bildern oder bei gleichzeitigem Vorliegen zerebrovaskulärer Begleiterkrankungen und bei vorbestehendem hirnorganischen Psychosyndrom. Bei Patienten mit stationärer Aufnahme wegen akuter Verschlechterung eines Morbus Parkinson oder akuter psychotischer Dekompensation stellt sich oft heraus, dass der Patient eine Pneumonie durchgemacht hat, eine Pyelonephritis bei Harnstau oder eine Prostatahypertrophie hat oder einen protrahierten gastrointestinalen Infekt vorher durchgemacht hat.

Entzündliche Erkrankungen und deren Therapie

Akute Gastroenteritis

Die akute Gastroenteritis tritt mit mehr oder weniger stark ausgeprägter Übelkeit und Brechdurchfall, Flüssigkeits- und Elektrolytverlusten, abdomineller Schmerzsymptomatik und Exsikkosegefahr auf. Gerade bei den älteren Parkinsonpatienten, die zumeist zu wenig trinken, ist die Gefahr der Dehydratation stark ausgeprägt. Verstärkt wird diese Gefahr, wenn eine vorbestehende diuretische Medikation, häufig inadäquaterweise wegen hypostatischer Ödeme verabreicht, nicht reduziert bzw. angepasst wird. Vorsicht ist angebracht bei Gabe von Antiemetika: bei Metoclopramid wegen der möglichen Verstärkung der Extrapyramidal-Symptomatik, bei Domperidon (Motilium) wegen der möglichen Verlängerung der QT-Zeit. Cisaprid (Propulsin) ist wegen Todesfällen bei QT-Zeit-Verlängerung nur international erhältlich. Je nach Schwere des Krankheitsbildes sind Kontrollen von Kreatinin, Elektrolyten und EKG großzügig durchzuführen, insbesondere bei Comedikation mit QT-Zeit-verlängernden Medikamenten. Letztere sind ggfs. abzusetzen bzw. zu reduzieren. Elektrolyte sind zu bilanzieren, bei prärenal bedingter Nierenfunktionsverschlechterung ist ausreichend Flüssigkeit zuzuführen. Wegen möglicher Resorptionsstörungen durch die Enteritis ist häufig vorübergehend eine Intensivierung der dopaminergen Stimulation erforderlich. In der Praxis ist dies häufig am einfachsten mit Madopar LT durchzuführen.

Harnwegsinfektionen

Die akute Zystitis ist im Normalfall eine klinische Diagnose mit Dysurie, Pollakisurie und krampfartigen Unterleibsschmerzen. Diagnostische Schwierigkeiten können beim Parkinsonpatienten auftreten, bei dem schon zuvor Miktionsstörungen bestanden haben. Hier dürfte der neu aufgetretene schmerzhafte Charakter der Miktionsstörungen wegweisend sein, während zuvor regelmäßig imperativer Harndrang, Tenesmen u. ä. im Vordergrund standen. Unterstützend kann die Urinuntersuchung hinzugezogen werden, die aber nur bei korrekter Untersuchung des Mittelstrahlurins einen Sinn macht. Dringend erforderlich ist die Mittelstrahluntersuchung bei Rücken-/Flankenschmerzen und/oder Fieber bzw. bei Risikopatienten mit renalen oder urologischen Vorerkrankungen, z. B. Zustand nach Nephrektomie oder chron. Pyelonephritis. Leukozyten, Eiweiß, Blut, Nitrit als Hinweis auf nitritproduzierende Bakterien weisen auf eine Infektion der ableitenden Harnwege hin. Die Therapie der Zystitis erfolgt routinemäßig mit Trimethoprim/Sulfamethoxazol, z. B. Eusaprim oder Bactrim 2 × 960 mg. Für gewöhnlich ist die 3-Tage-Therapie ausreichend. Alternativ-Antibiotika bei Allergie, Unverträglichkeit oder Nichtansprechen sind gewöhnlich Breitbandpenicilline, z. B. 3 × 1 g Amoxicillin täglich. Gyrasehemmer wie Tarivid oder Ciprobay sollten wegen häufigerer Nebenwirkungen, insbesondere QT-Zeit-Verlängerung oder psychotischen Erscheinungen, bei Parkinsonpatienten nur eingesetzt werden, falls nach Resistenztestung erforderlich, oder bei kritischeren Krankheitsbildern. Die Anlage einer Urinkultur ist nur bei Therapieresistenz, rezidivierenden Erkrankungen oder Risikopatienten erforderlich. Bei Pyelonephritis bzw. wiederholt auftretenden Infekten der ableitenden Harnwege ist zunächst eine sonographische Untersuchung, ggfs. auch weiterführende Diagnostik erforderlich.

Die akute Myokarditis bzw. Perimyokarditis

Dabei dürfte es sich im Rahmen der Behandlung von Parkinsonpatienten um ein eher seltenes Krankheitsbild handeln. Man sollte es jedoch kennen und daran denken, weil unter Clozapintherapie gehäuft Myokarditiden auftreten können und da es sich um eine wichtige Differenzialdiagnose bei thorakaler Beschwerdesymptomatik handelt. Diese tritt bei Parkinsonpatienten aufgrund des eher höheren Lebensalters und infolge häufig zu findender Begleiterkrankungen oft auf. An eine Myokarditis bzw. Perimyokarditis ist vor allem zu denken bei thorakalen Schmerzen in Verbindung mit Herzrhythmusstörungen. Diese können subjektiv wahrgenommen und/oder palpatorisch bzw. auskultatorisch nachgewiesen sein. Suspekt ist die Symptomatik besonders, wenn sie neu aufgetreten ist. Grundsätzlich ist die klinische Symptomatik jedoch sehr variabel und kann sich auch nur mit Symptomen wie Müdigkeit, Schwächegefühl, Herzklopfen oder Zeichen der Herzinsuffizienz äußern. Im EKG finden sich vielfältige Veränderungen; besonders typisch ist die Tatsache, dass sie häufig wechseln. Deshalb sollten bei Verdacht auf Myokarditis in kurzen Zeitabständen EKG-Kontrollen durchgeführt werden. Als Hinweise auf Myokarditis können Veränderungen wie z. B. Erregungsüberleitungsstörungen (AV-Blockierungen), Erregungsausbreitungsstörungen mit Blockbildern, Zeichen der Innenschichtschädigung wie ST-Senkung und T-Negativierung, gewöhnlich ohne die Verteilung entsprechend der Koronarversorgung, Rhythmusstörungen wie Extrasystolien und Arrhythmien gedeutet werden. Bei gleichzeitiger Perikarditis finden sich die Zeichen der Außenschichtschädigung mit ST-Hebung. Im Gegensatz zum Infarktbild verläuft die gehobene ST-Strecke konkav-bogig, die Verteilung ist nicht gefäßbezogen. Bei starkem Perikarderguss findet sich häufig eine Niedervoltage. Wegen der Gefahr des Auftretens vital bedrohlicher Herzrhythmusstörungen bei Myokarditis bzw. Perimyokarditis sollte die Behandlung auf einer internistischen Abteilung mit Monitorüberwachung erfolgen. Die Ursachen sind am häufigsten infektiöser Art, zu 50 % viral bedingt, seltener durch Bakterien, Pilze, Protozoen oder Parasiten. Daneben kommen nichtinfektiöse Ursachen immunologischer oder idiopathischer Art vor. Die Therapie erfolgt entsprechend der Ätiologie. Das gehäufte Auftreten von immunogenen Myokarditiden unter Leponex, wohl z. T. mit Übergang in die dilative Kardiomyopathie, ist bekannt. Deshalb sollten bei Patienten unter Clozapintherapie EKG- und CK-Kontrollen großzügig durchgeführt werden.

Grippale Infekte

Wesentlich häufiger als Muskel- oder Herzbeutelentzündungen finden sich natürlich grippale Infekte mit mehr oder weniger Fieber, Kopfschmerzen, Gliederschmerzen, Beschwerden im Bereich der oberen Atemwege. Die Therapie erfolgt symptomatisch, zumeist sind Analgetika wie Acetylsalicylsäure oder Paracetamol ausreichend. Supportiv können Mukolytika, abschwellende Nasentropfen und Einreibungen zur Anwendung kommen. Wichtig ist hier, bakteriell bedingte Komplikationen, die antibiotisch zu behandeln sind, nicht zu übersehen. Antibiotisch therapiert werden muss die akute eitrige Tonsillitis mit Standardpenicillin, z. B. 2 × 1,5 I.E. Megacillin über 10 Tage. Bei Allergie bzw. Unverträglichkeit erfolgt die Behandlung am besten mit einem Cephalosporin, z. B. 3 × 500 mg Cephaclor, oder einem Makrolidantibiotikum, z. B. 300 mg Roxithromycin täglich. Die akute Sinusitis maxillaris bzw. frontalis mit Klopfschmerz über den entsprechenden Nasennebenhöhlen, starken Schmerzen, Fieber, empfindlichen Zähnen, insbesondere aber bei Sekretspiegeln oder Totalverschattung im Röntgenbild, wird am besten mit einem Breitspektrum-Penicillin behandelt. Wichtig sind hier auch durchblutungs- bzw. belüftungsfördernde Maßnahmen wie abschwellende Nasentropfen, Rotlicht, Inhalationen. Bei der häufig angewandten Therapie mit einem Makrolidantibiotikum besteht bei entsprechender Comedikation die Gefahr der Verlängerung der QT-Zeit. Die Therapie der Otitis externa erfolgt gewöhnlich mit Ohrentropfen, z. B. Panotile, oder Einlage von zumeist mit adstringierenden Substanzen getränkten Streifen.

Die Therapie der akuten Otitis media mit stark gerötetem Trommelfell und Abschwächung des Lichtreflexes erfolgt für gewöhnlich mit Breitspektrum-Penicillin.

Akute bronchopulmonale Infekte

Akute bronchopulmonale Infekte äußern sich mit Husten, Auswurf, Atemnot, Fieber, evtl. Thoraxschmerz bei Begleitpleuritis. Wichtig ist hier die Lokalisation tracheobronchial oder bronchopulmonal bzw. pulmonal mittels Auskultation und Röntgenbild sowie die Differenzierung viral oder bakteriell mittels CRP und weißem Blutbild. Ein deutlicheres Ansteigen von CRP (von Normal bis 0,6 mg/dl) und Leukozyten, Linksverschiebung und toxische Granulationen im Differenzialblutbild sowie reichlich putrider Auswurf sprechen für einen bakteriellen Infekt, ebenso das meist plötzliche Auftreten von Schüttelfrost und hohem Fieber. Bei deutlichen Hinweisen auf das Vorliegen eines bakteriellen Infektes sollte zumindest bei älteren oder abwehrgeschwächten Personen und auf jeden Fall bei pulmonaler Beteiligung eine antibiotische Therapie erfolgen. Eine Bronchitis mit buntem Auswurf bei ansonsten organisch gesunden Patienten ohne hohes Fieber muss nicht unbedingt antibiotisch behandelt werden. Bei Patienten mit chronischer Bronchitis sollte jede akute Exazerbation mit putridem Auswurf antibiotisch abgedeckt werden, und zwar, wegen des häufigen Nachweises von Pneumokokken oder Hämophilus influenzae, mit einem Breitspektrum-Penicillin. Therapeutisch empfiehlt sich zunächst der Einsatz eines Breitspektrum-Penicillins, z. B. Amoxicillin 3×1 g über 7 – 10 Tage bei bakteriellem Infekt. Alternativ kommen Cephalosporine zum Einsatz. Bei Penicillin-Allergie oder bei Verdacht auf atypischer Pneumonie sollte auf Makrolidantibiotika ausgewichen werden, z. B. 300 mg Roxithromycin tgl. oder 2×250 bis 2×500 mg Clarithromycin (Klacid) täglich. Bei Makrolidantibiotika ist bei entsprechender Komedikation eine mögliche Verlängerung der QT-Zeit zu berücksichtigen, d. h. EKG- und Elektrolyt-Kontrollen sind durchzuführen. Der Verdacht auf atypische Pneumonie besteht bei langsamem Beginn, evtl. verbunden mit Cephalgien, Myalgien und nur leichtem Fieber ohne Schüttelfrost, trockenem Reizhusten mit spärlichem oder fehlendem Auswurf, häufig bei jüngeren Patienten. Die antibiotische Therapie kann kombiniert werden mit Expektoranzien, Sekretolytika wie Ambroxol, Mukolytika wie Acetylcystein, Inhalationstherapie oder Einreibungen. Ggfs. sind Antitussiva bei stark quälendem Hustenreiz erforderlich. Sputum-Untersuchungen auf pathogene Keime sind sinnvoll bei Abnahme vor Therapiebeginn, bei bedrohlichen Krankheitsbildern sowie im therapiefreien Intervall bei rezidivierenden Infekten, bei Therapieresistenz oder zur Abklärung eines Tbc-Verdachtes. Wichtig ist auch, auf ausreichende parenterale Flüssigkeitszufuhr zu achten, insbesondere, wenn durch Reduktion des Allgemeinzustandes, Temperaturerhöhung und Sekretvermehrung die Neigung zur Dehydratation verstärkt ist. Gedacht werden sollte immer auch an die Möglichkeit einer Aspirationspneumonie bei Patienten mit ausgeprägten extrapyramidal bedingten Schluckstörungen. Bei Verdacht auf rez. geringgradige Aspiration erfolgt die antibiotische Therapie in o. a. Weise.

Maßnahmen wie Oberkörperhochlagerung, weitestmögliche Aufdosierung der Parkinsonmedikation, Einnahme von Tabletten und Nahrung in der On-Phase, prophylaktische Gabe eines Protonenpumpeninhibitors (z. B. 20 mg Omeprazol abends), ergänzt durch ein Prokinetikum (z. B. Motilium), sollten ausgeschöpft werden, bevor eine PEG angelegt wird. Im Falle einer massiven Aspiration ist die Therapie natürlich erheblich intensiver, einschließlich bronchoskopischer Absaugung, Steroidgabe, Breitbandantibiotika gegen anaerobe und gramnegative Bakterien sowie ggfs. Intubation und Beatmung.

Erysipel

Diese Weichteilinfektion im Unterschenkel-Fuß-Bereich ist relativ häufig, zumeist auf der Basis vorbestehender Ödeme. Diese sind zumeist hypostatisch bei unzureichender Mobilisation, aber auch durch Herzinsuffizienz oder chronisch-venöse Insuffizienz bzw. Mischformen bedingt. Kommen dann Hautrhagaden, banale Traumen oder Mykosen und mangelnde Fußpflege hinzu, kommt es leicht zur Infektion. Die Therapie erfolgt zunächst lokal mit abschwellenden, entzündungshemmenden Maßnahmen, z. B. Rivanol-Umschläge, Hochlagerung und Ruhigstellung. Bei Fieber, CRP-Anstieg, beeinträchtigtem Allgemeinzustand wird man rasch die erforderliche Antibiose einsetzen, nämlich Standardpenicillin, z. B. 2 × 1,5 Mio. Einh. Megacillin per os. Differenzialdiagnostisch schwierig ist der Ausschluss einer tiefen Venenthrombose, insbesondere bei starken Schmerzen, starker Schwellung und rez. tiefen Venenthrombosen in der Vorgeschichte. Sonographisch kann im Unterschenkelbereich zumeist nur ein sehr erfahrener, spezialisierter Arzt Aussagen treffen, sodass man im Zweifelsfall die Phlebographie durchführen lassen wird. Eine Low-dose-Antikoagulation sollte auf Grund der Immobilisation auf jeden Fall durchgeführt werden.

Arthritis

Gelenkbeschwerden sind ein häufiges Symptom bei Parkinsonpatienten im Rahmen von degenerativen Veränderungen, Rigorsymptomatik und Fehlbelastung. Die Behandlung erfolgt je nach Ausmaß der Beschwerden kausal mit Optimierung der Parkinsontherapie, physikalischen Maßnahmen wie Massagen und gelenkzentrierter Krankengymnastik sowie symptomatisch mit nichtsteroidalen Antirheumatika, COX-2-Inhibitoren, Einreibungen und Wärmeapplikation. Wichtig ist, an die Möglichkeit einer akuten Arthritis zu denken, da diese in kürzester Zeit ein Gelenk zerstören kann. Problemlos selbst zu behandeln ist die hyperurikämische akute Arthritis bei typischer Lokalisation, zumeist an kleinen Gelenken, am häufigsten am rechten Großzehengrundgelenk, erhöhtem Harnsäurespiegel und meist typischer Anamnese. Treffen diese Faktoren nicht zu, ist bei Rötung, Überwärmung, Schmerzen, Schwellung die chirurgische bzw. orthopädische Vorstellung erforderlich, da Röntgen-, Laboruntersuchungen und ggfs. Punktion durchgeführt werden müssen, um eine gezielte Therapie zu ermöglichen. Bei infektiösen Erkrankungen wie Cholezystitis, Pankreatitis, Sepsis jeglicher Ätiologie, Borreliose, Meningitis u.s.w. steht zumeist die fachgerechte Behandlung in den entsprechenden Fachabteilungen im Vordergrund. Die Therapie des Morbus Parkinson muss dann reaktiv an die entsprechenden Erfordernisse angepasst werden, z. B. durch PK-Merz-Infusionen, Gabe von löslichem Madopar und anderen Medikamenten in gemörserter Form über Magensonde. Wichtig ist es, bei einer Verschlechterung des Parkinson-Syndroms immer an ein infektiöses Geschehen zu denken. Trotz des Infektes sollte, soweit möglich, eine zumindest passive Mobilisation erfolgen, d. h. anziehen, heraussetzen, Atemtherapie. Anderenfalls muss eine ausreichende Thromboseprophylaxe erfolgen.

Akinetische Krisen und intensivmedizinische Komplikationen der Parkinsonkrankheit

H. Reichmann

Obwohl die Parkinsonkrankheit zum Teil schon vor dem 20. Lebensjahr auftritt und man den Eindruck gewinnen kann, dass zunehmend mehr Patienten jünger als 40 Jahre sind, ist die Mehrzahl der Patienten doch jenseits des 60. Lebensjahres, wenn sie erkrankt. Das bedingt, dass viele dieser Patienten nicht nur Parkinson-krank sind, sondern auch andere weit verbreitete Krankheiten, wie z. B. Hypertonus, Diabetes mellitus, Kardiopathien, Prostatahypertrophie und maligne Erkrankungen aufweisen. Es ist somit davon auszugehen, dass diese Patienten aus verschiedensten Gründen intensivpflichtig werden können. In dieser Übersicht soll aber nur auf Notfallsituationen eingegangen werden, die im Zusammenhang mit der Parkinsonkrankheit stehen. Einschränkend sei auch vorangeschickt, dass sich die folgenden Ausführungen allein auf das idiopathische Parkinson-Syndrom beschränken.

Parkinsonpatienten sind Dauerpatienten mit krankheits- und behandlungsbedingten Problemen (Tabelle 1). Man sollte somit zunächst einmal zwischen diesen beiden Auslösemöglichkeiten unterscheiden, um die richtige Therapieentscheidung zu treffen. In Tabelle 2 werden die wichtigsten Notfallsituationen aufgelistet, die im Folgenden diskutiert werden. Off-Perioden können im Extremfall zur akinetischen Krise werden, die eine Notfallsituation darstellt. Bedingt durch die Hypokinese oder gar Akinese besteht beim idiopathischen Parkinson-Syndrom eine deutlich erhöhte Gefahr für eine Pneumonie, Aspirationspneumonie, Thrombophlebitis und Embolien, Dekubitus und Sepsis [7]. Es ist somit notwendig, insbesondere das venöse System und die Lungenfunktion

Tabelle 1. Langzeitprobleme beim idiopathischen Parkinson-Syndrom

behandlungsbedingt
- motorische Fluktuation
- Dyskinesien
- psychiatrische Komplikationen

krankheitsbedingt
- eingeschränkte Motorik
- nicht dopaminerg bedingte motorische Zeichen
- Störungen des autonomen Nervensystems
- psychiatrische Probleme

prophylaktisch und therapeutisch zu schützen, um zum Teil lebensgefährliche Situationen zu vermeiden. Dazu gehören somit Atemgymnastik, Stützstrümpfe oder Low-dose-Heparinisierung.

Die gefürchtetste Auswirkung fehlender Therapieantwort ist aber die akinetische Krise [2]. Eine akinetische Krise liegt dann vor, wenn mindestens für 48 Stunden eine schwere Bewegungseinschränkung entsprechend des Hoehn-&-Yahr-Stadiums 5 vorliegt. In dieser Situation kann es zur Temperaturerhöhung über 38 °C, zur CK-Erhöhung mit Rhabdomyolyse [10], zu autonomen Störungen wie profusem Schwitzen, Tachykardie über 100/min, Hypertonie mit über 160/100 oder Hypotonie mit weniger als 90/60 mmHg kommen. Dazu können als Nebenkriterien noch anhaltender Ruhetremor, Urininkontinenz, Arrhythmie, Dyspnoe oder Tachypnoe und Leukozytose kommen.

Obsolet sollte heutzutage der sogenannte Drugholiday sein, der unter der Annahme einer Hypersensitivität der Dopaminrezeptoren noch in den 80er Jahren propagiert wurde. Durch den abrupten Entzug aller Parkinsonmedikamente wollte man die Dopaminrezeptoren desensitivieren, einfach ausgedrückt, sich erholen lassen. Diese Vorstellungen stammen aus einer Zeit, als man noch nichts von tonischer Stimulation der Dopaminrezeptoren als ideale Therapie für Lokomotion und gegen Dyskinesie wusste und auch noch sehr wenig Kenntnisse bezüglich der Dopaminrezeptoren hatte. Drugholiday-Patienten fielen häufig in akinetische Krisen und kamen dabei aufgrund der in Tabelle 2 aufgeführten Komplikationen zu Tode. Neben der Akinese traten beim abrupten Absetzen von Medikamenten wie Anticholinergika, Amantadin und Budipin schwere Delirien auf, eine Komplikation, die aktuell unter zu raschem unkritischen Absetzen von Budipin erneut auftreten könnte. Es ist das Verdienst von Danielczyk, Völler und anderen [4, 13], gezeigt zu haben, dass durch den Einsatz von intravenös appliziertem Amantadinsulfat die akinetische Krise meist beherrscht werden kann. Aus heutiger Sicht ist davon auszugehen, dass nicht, wie früher angenommen, der Effekt des Amantadins auf den dopaminergen und cholinergen Stoffwechsel oder eine Arousal-Reaktion auf die Formatio reticularis ausschlaggebend ist. Man geht vielmehr heute davon aus, dass durch den Wegfall der dopaminergen Stimulation im Striatum die glutamaterge Stimulation durch Amantadin, einem NMDA-Rezeptorantagonisten, im Sinne eines antiglutamatergen Effektes korrigiert wird. Selbstverständlich könnte man auch die anderen „Zügel", nämlich das dopaminerge System, korrigieren, was durch Apomorphininfusion [9] gelingen

Tabelle 2. Notfallsituationen beim idiopathischen Parkinson-Syndrom

- schwere Off-Perioden, akinetische Krise
- schwere Hyper- und Dyskinesien
- Psychosen
- Panikattacken
- schwere Schmerzzustände
- autonome Dysfunktionen (Hypotension führt zu Frakturen)
- Drug holiday

würde. Prinzipiell möglich wäre auch der Einsatz von intravenösem Levodopa [8], das aber derzeit nicht zur Verfügung steht. Genausowenig ist derzeit intravenöses Lisurid auf dem Markt, das wir früher für unsere Pumpenpatienten im Einsatz hatten [3].

Das maligne neuroleptische Syndrom ist klinisch nicht von der akinetischen Krise zu unterscheiden. Auch diese Patienten haben Rigor, Hyperthermie und CK-Erhöhungen [1], Bewusstseinsstörungen, Leukozytose und vegetative Dysfunktion. Neben einer Störung des tuberoinfundibulären Systems im Hypothalamus (Thermoregulationsstörung) ist eine zu starke Blockade von Dopaminrezeptoren durch Neuroleptika verantwortlich. Auch in dieser Situation ist nach Kornhuber und Kollegen der Einsatz von Amantadinsulfat-Infusionen ratsam [11]. Trotz des klinisch identischen Bildes sollte die Anamnese eine Unterscheidung zwischen akinetischer Krise und malignem neuroleptischen Syndrom im Einzelfall erlauben.

Krankheits- bzw. medikamentenbedingt kann es zu den in Tabelle 3 aufgeführten psychiatrischen Notfallsituationen bei Patienten mit idiopathischem Parkinson-Syndrom kommen. Akute Verwirrtheitszustände können durch Medikamentenumstellung bedingt sein. Häufig sind sie aber auch auf eine Exsikkose zurückzuführen, weswegen man den Patienten mit idiopathischem Parkinson-Syndrom das konsequente Trinken von ca. 2 l Flüssigkeit pro Tag nahelegen sollte. Kommt es zur Psychose, ist zu prüfen, ob z.B. eine internistische Komplikation mit Fieber, wie eine Pneumonie, vorliegt oder ob sie medikamentenbedingt ist. Sollte letzteres der Fall sein, müsste die Antiparkinsonmedikation in folgender Reihenfolge abgesetzt werden: Anticholinergika, MAO-B-Hemmer, COMT-Hemmer, Amantadin/Budipin, Dopaminagonisten. Eventuell muss sogar vorübergehend Levodopa reduziert werden. Allgemein zu empfehlen wäre auch nach dem Grundsatz des „last in – first out" vorzugehen. Mitunter würden die Maßnahmen aber entweder zu einer motorischen Krise führen oder zu lange auf den Erfolg warten lassen und somit Eigen- und Fremdgefährdung zu lange bestehen lassen. In solchen Fällen müssen atypische Neuroleptika wie Clozapin und Quetiapin [5] zum Einsatz kommen. Clozapin geben wir dem *liegenden* Patienten in Anfangsdosierung von ca. 6,25 bis 12 mg, bevorzugt abends, da unter Clozapin rapide Blutdruckabfälle beschrieben werden. Auf Blutbildveränderungen ist dabei zu achten, gerade deswegen haben wir mit großem Interesse das in Deutschland erst im Jahre 2000 zugelassene Quetiapin verfolgt, das nach Meinung der meisten Experten eine sehr gute Wirkung ohne Agranulozytose

Tabelle 3. Psychiatrische Notfallsituationen

- akuter Verwirrtheitszustand
- Delir
- Psychose
- Panikattacke
- Manie/Depression
- Hypersexualität

oder Verschlechterung der Motorik aufweist. Nachdem Olanzapin in Einzelfällen ebenfalls zur Agranulozytose führte [14] und da es nach Meinung der meisten Parkinsonexperten die Motorik leicht verschlechtert, kommt es mittlerweile genausowenig wie das Risperdal (Risperidon) [6] zum Einsatz. Bis zu 24% der Patienten mit idiopathischem Parkinson-Syndrom weisen Panikattacken auf [16], die meist mit einer depressiven Symptomatik verknüpft sind. Typische klinische Symptome sind Palpitationen, Tachykardie, Atemnot, das Gefühl ohnmächtig zu werden, Zittern, profuses Schwitzen, abdominelle Beschwerden sowie Muskelkrämpfe und häufiges Wasserlassen. Weiter können Hitze- und Kältewallungen, Parästhesien, Engegefühl wie beim Herzinfarkt, Todesangst und Depersonalisierung auftreten. Aus diesen Symptomen ergibt sich, dass die Differenzialdiagnose im Einzelfall schwierig ist und immer der Grundsatz gelten muss, organische Erkrankungen vor Stellung der Diagnose Panikattacke auszuschließen. Anamnestisch hilfreich ist, dass Panikattacken meist in der Wearing-off-Phase auftreten. Sie sind selten bei De-novo-Patienten, sondern meist bei schwer und lange Erkrankten zu finden. Therapeutisch kommt der Ausgleich des Wearing off sowie eine anxiolytische Therapie oder der Einsatz von SSRI-Antidepressiva in Frage. Ähnlich problematisch können Situationen mit starken Schmerzen sein, deren Parkinson-assoziierte Ursache noch nicht klar ist (Dopaminmangel?). Insbesondere im „off" kann es zu starken Rücken-/Kopfschmerzen (selbst Trigeminusneuralgien), abdominellen und thorakalen Schmerzen kommen.

Letzten Endes sei darauf verwiesen, dass auch besonders ausgewiesenen und spezialisierten Neurochirurgen bei läsionellen Verfahren oder bei der Tiefenhirnstimulation von Patienten mit idiopathischem Parkinson-Syndrom Blutungen und Infektionen als Nebenwirkung bekannt sind [12, 15].

Zusammenfassend ist allerdings festzustellen, dass mit zunehmender Kenntnis der obengenannten Komplikationen eher weniger Patienten intensivpflichtig werden, als dies früher der Fall war.

Literatur

1. Addonizio G, Susman VL, Roth SD (1987) Neuroleptic malignant syndrome: review and analysis of 115 cases. Biol Psychiatry 22: 1004–1020
2. Bächli E, Albani C (1994) Die akinetische Krise beim Morbus Parkinson. Schweiz Med Wochenschr 124: 1017–1023
3. Bittkau S, Przuntek H (1988) Chronic s.c. lisuride in Parkinson's disease – motorperformance and avoidance of psychiatric side effects. J Neural Transm (suppl) 27: 35–54
4. Danielczyk W (1973) Die Behandlung von akinetischen Krisen. Med Welt 24: 1278–1282
5. Dewey RB jr, O'Suilleabhain PE (2000) Treatment of drug-induced psychosis with quetiapine and clozapine in Parkinson's disease. Neurology 55: 1753–1754
6. Ellis T, Cudkowicz ME, Sexton PM, Growdon JH (2000) Clozapine and risperidone treatment of psychosis in Parkinson's disease. J Neuropsychiatry Clin Neurosci 12: 364–369
7. Factor SA, Molho ES (2000) Emergency department presentations of patients with Parkinson's disease. Am J Emerg Med 18: 209–215
8. Fasano VA, Urciuoli R, Broggi G, Cannella M, Lombard GF (1970) Clinical remarks on the action of intravenous and oral levo-dopa in the treatment of Parkinson's disease (135 cases). Neurochirurgie 16: 171–178

9. Hagell P, Odin P (2001) Apomorphine in the treatment of Parkinson's disease. J Neurosci Nurs 33: 21–34
10. Jayaram L, Chancellor AM (1997) Rhabdomyolysis and akinetic hyperthermic crisis complicating Parkinson's disease. Aust NZ J Med 27: 194–195
11. Kornhuber J, Weller M, Riederer P (1993) Glutamate receptor antagonists for neuroleptic malignant syndrome and akinetic hyperthermic Parkinsonian crisis. J Neural Transm (P-D Sect) 6: 63–72
12. Lopiano L, Rizzone M, Bergamasco B, Tavella A, Tore E, Perozzo P, Valentini MC, Lanotte M (2001) Deep brain stimulation of the subthalamic nucleus: clinical effectiveness and safety. Neurology 56: 552–554
13. Muschard F, Völler GW (1973) Wirksamkeit von Amantadinsulfat als Infusionslösung bei der Behandlung des Parkinson-Syndroms. Med Welt 24: 183–184
14. Naumann R, Felber W, Heilemann H, Reuster T (1999) Olanzapine-induced agranulocytosis. Lancet 354: 566–567
15. Obeso JA, Rodriguez MC, Gorospe A, Guridi J, Alvarez L, Macias R (1997) Surgical treatment of Parkinson's disease. Baillieres Clin Neurol 6: 125–145
16. Vazquez A, Jimenez-Jimenez FJ, Garcia-Ruiz P, Garcia-Urra D (1993) „Panic attacks" in Parkinson's disease. A long-term complication of levodopa therapy. Acta Neurol Scand 87: 14–18

Diskussion

Was tun bei maligner Hyperthermie?

Beim Auftreten einer malignen Hyperthermie muss zunächst geprüft werden, auf welcher Ursache diese beruht. Es ist unabdingbar, dass der auslösende Faktor dann als erstes eliminiert wird. Der Einsatz von Dantrolen gilt als die wesentliche und entscheidende Maßnahme, die normalerweise zu einer Verbesserung des klinischen Bildes führt. Bei Vorliegen einer Azidose sollte der Sauerstoff kontrolliert und mit Natriumbicarbonat ggf. korrigiert werden. Eine engmaschige Überprüfung des Säuren- und Basenhaushaltes ist notwendig, die Diurese muss angeschoben und eine ausreichende Flüssigkeitszufuhr gewährleistet werden. Die Senkung der Körpertemperatur kann physikalisch oder mittels Medikamenten vorgenommen werden, wobei wir den physikalischen Maßnahmen den Vorzug einräumen. Dantrolen (Dantamacrin®) wird initial in einer Dosis von 3 mg pro kg Körpergewicht verabreicht und dann als Dauerinfusion gegeben, wobei nicht mehr als 10 mg Dantrolen pro kg Körpergewicht pro Tag appliziert werden dürfen.

Ist eine Lisurid-Infusion eine Medikationsmöglichkeit bei der akinetischen Krise?

Etablierte Therapie der akinetischen Krise ist die Infusion mit Amantadinsulfat. Ich selbst habe keine Erfahrungen mit einer Lisurid-Infusion, weiß aber aus der Literatur und aus Gesprächen mit Fachkollegen, dass auch die kontinuierliche Applikation von Lisurid im Rahmen einer intravenösen Gabe eine effektive Therapie darstellt.

Parkinson-Syndrom und proximale Femurfrakturen

D. Przuntek

Beginnend mit dem 70. Lebensjahr kommt es zu einem raschen, exponentiell verlaufenden Anstieg der Hüftfrakturen. In Deutschland erleiden im Jahr mehr als 100.000 Menschen eine hüftnahe Fraktur. 90% dieser Frakturen ergeben sich aus einem Sturz mit Aufprall in der Hüftregion. Die kinetische Energie, die bei einem Sturz aus Standhöhe ohne erfolgreiche Abwehrreaktion entsteht, liegt auch bei knochengesunden Männern, sobald das 70. Lebensjahr erreicht ist, weit über der Frakturschwelle des Femurs, also auch ohne Osteoporose!

Die Kombination aus altersassoziierten Störungen des Gehens und der Balance und der altersbedingten Verringerung der Knochenfestigkeit führt zur hohen Inzidenz der Hüftfrakturen im Alter [8, 9].

In der vorliegenden Arbeit wurden 100 Patienten mit proximalen Femurfrakturen neurologisch untersucht. Die Patienten kamen von Februar 2000 bis Juni 2000 aus chirurgischen Kliniken zur Rehabilitation in die Geriatrie (Abb. 1).

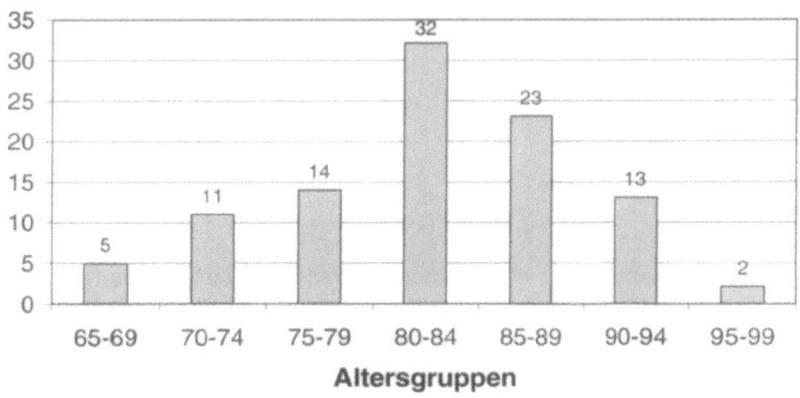

Abb. 1. Altersverteilung. Medianwert 83 Jahre, 20 Männer, 80 Frauen.

Bei 100 Patienten fanden sich folgende Begleiterkrankungen:
- 37 Patienten hatten eine Demenz,
- mehr als 25 eine Hirngefäßerkrankung,
- 51 einen Hypertonus,

- 36 einen Diabetes
- 18 eine Visusminderung,
- 48 eine Polyneuropathie.

Unter den Hirngefäßerkrankungen sind nur durch bildgebende Verfahren gesicherte vaskuläre Enzephalopathien und vorrausgegangene Schlaganfälle zusammengefasst. Bei den Polyneuropathien handelt es sich ganz überwiegend um sensible beinbetonte, symmetrische Formen. Nur drei Patienten hatten relevante motorische Ausfälle. Bei der Visusminderung wurden Patienten mit 20 % Restvisus berücksichtigt.

Sehr viele dieser 100 Patienten hatten eine Koordinationsstörung. Störungen der Balance und Haltungsstabilität traten bei 58 Patienten auf, dazu rein zerebelläre Zeichen bei 11 Patienten. 47 der Patienten ließen Parkinson-Symptome erkennen:

- 12 Patienten: Rigor und Bradikinese,
- 1 Patient: R, B und Tremor,
- 27 Patienten: R, B und Haltungsinstabilität,
- 7 Patienten: R, B, T und H.

Voraussetzung für die Zuordnung war ein zum Teil leichter Rigor, der an den Armen nachweisbar war. Allein 34 dieser 47 Patienten hatten eine Haltungsinstabilität.

Die Begleitsymptome der 47 Patienten waren folgendermaßen verteilt:
- 7 Patienten hatten zerebelläre Symptome,
- 15 eine Demenz,
- 5 Z und D,
- 19 einen Hypertonus,
- 8 eine Hirngefäßerkrankung,
- 11 eine Visusminderung,
- 19 eine Polyneuropathie,
- 16 einen Diabetes.

Auch die Begleitsymptome – 7 Patienten mit zerebellären Zeichen (Intentionstremor, Rebound Phänomen), 15 mit Demenz, 5 mit zerebellären Symptomen und Demenz – lassen erkennen, dass diese Patienten nur zum geringen Teil als primäre Parkinsonpatienten einzuordnen sind. Es handelt sich wahrscheinlich um vaskuläre Ursachen, Multisystematrophien und medikamentös bedingte Symptome.

Therapie bei 47 Patienten mit Parkinson-Symptomen:
- 8 Patienten → Absetzen von Neuroleptika oder Clozapin,
- 9 Patienten → Umstellung der Parkinsonmedikamente,
- 17 Patienten → keine Therapie,
- 13 Patienten → Behandlung mit L-Dopa.

Patienten, die nicht wesentlich durch Parkinson-Symptome behindert waren, wurden nicht mit L-Dopa behandelt. In den 13 neu behandelten Fällen besserten sich 9 Patienten.

Beim medikamentös bedingten Parkinson-Syndrom wurden zunächst die Neuroleptika abgesetzt oder, falls notwendig, durch Clozapin ersetzt. Bei bekanntem Parkinson-Syndrom konnte die Therapie zum Teil verbessert werden, meist durch Dosisanpassung und häufigere Einnahmezeiten.

- Sturzanamnese bei 100 Patienten:
  15 → unbekannt,
  59 → zu Hause tagsüber,
  8 → nachts,
  15 → draußen,
  3 → im Krankenhaus.
- Sturzanamnese bei 85 Patienten:
  65 → Stolpern oder Ausrutschen,
  10 → riskante Manöver,
  2 → Unfall,
  1 → Ponsinfarkt
  1 → Drop attack,
  6 → Angabe von Schwindel.

Der Sturz als einschneidendes Ereignis wurde von vielen Patienten ganz gut erinnert. Die meisten Stürze waren zu Hause, tagsüber und in Alltagssituationen ohne Bewusstlosigkeit. Riskante Manöver, z. B. „auf den Stuhl steigen und die Lampe putzen", wurden in 10 Fällen geschildert. Wichtig ist, dass die meisten Stürze sich nicht durch plötzliche Bewusstlosigkeit, sondern durch Stolpern und Unachtsamkeiten in Alltagssituationen ereignen, und dass die Fähigkeit, darauf rasch zu reagieren und sich abzufangen, verlorengegangen ist. Bei jüngeren Menschen wird ein Balanceverlust oder die Verlagerung des Schwerpunktes außerhalb der Standfläche mit einer raschen Ausgleichsbewegung im Sprunggelenk, Knie- oder Hüftgelenk, durch Ausbreiten der Arme oder Ausgleichsschritte, die den Schwerpunkt wieder senkrecht über die Standfläche bringen, beantwortet. Diese automatisierten posturalen Reflexe haben eine mittlere Latenz von 70 bis 120 ms.

Sturzprädiktoren bei älteren Patienten [7, 8]:
- Alter > 80 Jahre, Frauen,
- positive Sturzanamnese,
- sensorische Defizite: visuell, vestibulär, propriozeptiv,
- Kraftminderung Hüfte, Knie, OSG,
- Gangstörung oder Balancestörung,
- Parkinson-Syndrom,
- alltagsrelevante kognitive Störungen,
- > 4 verschiedene Medikamente oder
- Medikamente mit posturalen Nebenwirkungen (Neuroleptika, Benzodiazepine, Hypnotika, Antikonvulsiva, TCA).

Sturzprädiktoren bei älteren Patienten sind demographische Faktoren wie Alter > 80 Jahre, weibliches Geschlecht und eine positive Sturzanamnese, d.h. drei oder mehr nicht synkopale Stürze pro Jahr oder ein Sturz mit schweren Verletzungen. Von den sensorischen Defiziten Visusminderung, vestibulär und propiozeptiv ist die somatosensorische Information und ihre Weiterleitung spinal entscheidend für das Auslösen der posturalen Reflexe. Patienten mit komplettem Vestibularis-Ausfall haben normale posturale Latenzen. Polyneuropathien, auch Myelopathien verzögern die Reflexantwort. Bei einem kompletten Ausfall des somatosensorischen Inputs für alle Qualitäten ist Gehen nicht möglich, mit visueller und vestibulärer Kontrolle allein kann man nicht, nicht einmal wenn man in den Spiegel sieht, allein stehen [4].

Eine Kraftminderung der Hüftbeuger und der Hüftabduktoren hatten alle (!) Patienten postoperativ. Schwere Gonarthrosen, Sprunggelenkveränderung und Veränderungen an den Füßen tragen häufiger zu einer Schwäche der Beinmuskeln durch Trainingsmangel oder Inaktivität bei als Polyneuropathien oder Myopathien. Geprüft werden kann die Kraftminderung durch Aufstehen vom Stuhl ohne Abstützen der Arme.

Gang- oder Balancestörungen lassen sich unabhängig von der zugrundeliegenden neurologischen Zuordnung (z.B. frontale Gangstörung oder Dysäquili-

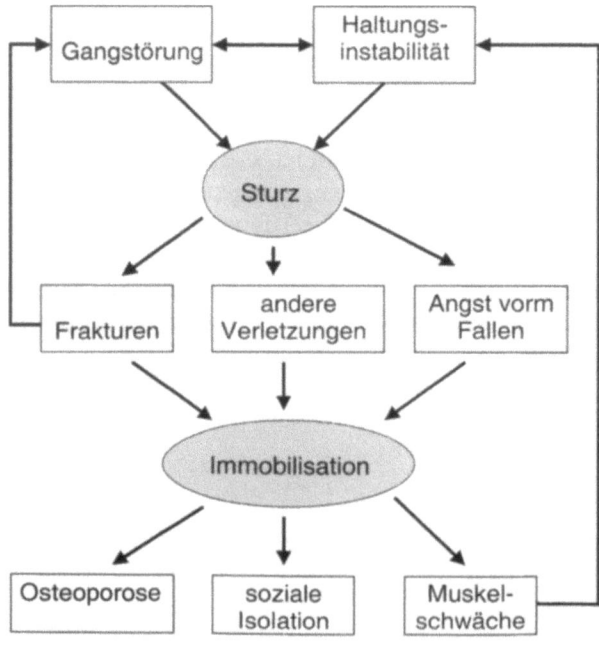

Abb. 2. Sturz ⟷ Immobilisation, ein Circulus vitiosus [nach 1]

brium-Syndrome, deren Nomenklatur auch in den Lehrbüchern nicht einheitlich ist) durch Beobachtung des Gangbildes, Ausführung des Tandemstands und durch den Pull-Test überprüfen. Patienten mit fehlenden posturalen Reflexen, sei dies peripher ausgelöst oder durch Störung der zentralen Haltungskontrolle, sind in jedem Fall hochgradig sturzgefährdet.

Das Parkinson-Syndrom ist diejenige neurologische Diagnose, die am häufigsten mit Stürzen korreliert ist.

Alltagsrelevante kognitive Störungen der Aufmerksamkeit, der Raum- und Körperorientierung und Fehleinschätzung der eigenen Fähigkeiten sind ebenfalls häufig mit Stürzen korreliert, ebenso wie Medikamente, die sowohl die Balance auch die kognitiven Fähigkeiten und die Reaktionsfähigkeiten beeinträchtigen.

Stürze haben weitreichende Folgen (Abb. 2). Es kann sich ein Circulus vitiosus entwickeln, der über die Immobilisation zu sekundär erhöhtem Sturzrisiko führt, zur Abnahme der Selbstständigkeit und sozialer Isolierung.

Warum stürzen gerade Parkinsonpatienten so häufig?
Hauptschwierigkeiten der Motorik bei Parkinsonpatienten [1, 2]:
- keine schnellen Muskelkontraktionen,
- langsame Beschleunigung und Verlangsamung,
- parallele Verarbeitung und zeitliche Abfolge gestört,
- erhöhter Muskeltonus,
- Haltungsreflexe nicht flexibel, kompensatorische Schritte zu langsam und zu klein,
- antizipatorische Ausgleichsbewegung zu gering.

Es besteht offenbar ein grundlegender Defekt in der automatischen Ausführung erlernter motorischer Schablonen. Sequenz und Ausmaß der posturalen Reflexe sind in sich gestört, es besteht ein Missverhältnis zwischen stabilisierenden und destabilisierenden Bewegungen. Gehen und gleichzeitig die Uhr aus der Tasche holen sind Bewegungsabläufe, die nicht gleichzeitig, sondern nur hintereinander ausgeführt werden können. Der Rigor behindert die Bewegung durch Widerstand der Antagonisten. Ohne Zeitdruck geplante Willkürbewegungen können korrekt ausgeführt werden, antizipatorische Haltungsänderungen fallen dabei quantitativ zu gering aus. Dadurch besteht wieder ein erhöhtes Sturzrisiko beim Aufheben von Gegenständen [3, 10].

Was ist zu tun, um das Sturzrisiko zu mindern? Eine medikamentöse Neubehandlung oder Umstellung war zumindest bei 30 Patienten hilfreich. Besonders wichtig ist die sparsame Verordnung von Neuroleptika und Benzodiazepinen. Daneben sollte man auch an eine Vitamin-D-Substitution zur Behandlung und Prophylaxe der Osteoporose denken, da immobile Patienten auch nicht mehr aus der Wohnung an die Sonne kommen.

Krankengymnastische Behandlung ist besonders bei diesen Patienten zur Rehabilitation sehr notwendig, prophylaktisch hilft ein Balance- und Krafttraining. Gehhilfen in vielen Fällen, ein Rollator mindern das Sturzrisiko. Stolperfallen zu Hause entfernen, gute Beleuchtung und ordentliche Schuhe sind hilfreich. Sehr wirksam sind gewölbte Plastikschalen als Hüftprotektoren über dem Trochanter.

Literatur

1. Bloem BR et al. (2001) Postural instability and falls in Parkinson's disease. In: Ruzicka E, Hallet M, Jankovic J (eds) Gait disorders. Advances in Neurology, vol 87. Lippincott Williams & Wilkins, Philadelphia, pp 209–223
2. Hefter H (2001) Vortrag auf dem 2. Deutschen Parkinson-Kongress, Bochum
3. Hennerici M, Bäzner H, Hefter H (2001) Gangstörungen: Grundlagen und computergestützte Ganganalyse. Springer, Berlin Heidelberg
4. Horak FB (2001) Postural ataxia related to somatosensory loss. In: Ruzicka E, Hallet M, Jankovic J (eds) Gait disorders. Advances in Neurology, vol 87. Lippincott Williams & Wilkins, Philadelphia, pp 173–182
5. Lord S, Sherrington C, Menz H (2001) Falls in older people: risk factors and strategies for prevention. Cambidge university press, Cambridge
6. Masdeu J, Sudarsky L, Wolfson L (1997) Gait disorders of aging: falls and therapeutic strategies. Lippincott Raven, Philadelphia, New York
7. Nevitt MC (1997) Falls in the Elderly: Risk Factors and Prevention. In: Masdeu J, Sudarsky L, Wolfson L (eds) Gait disorders of aging: falls and therapeutic strategies. Lippincott Raven, Philadelphia, New York
8. Runge M (1998) Gehstörungen, Stürze, Hüftfrakturen. Steinkopff, Darmstadt
9. Runge M, Rehfeld G (2001) Mobil bleiben: Pflege bei Gehstörungen und Sturzgefahr. Schlütersche, Hannover
10. Ruzicka E, Hallet M, Jankovic J (eds) (2001) Gait disorders. Advances in Neurology, vol 87. Lippincott Williams & Wilkins, Philadelphia

Tiefenhirnstimulation und Neuropsychologie bei Morbus Parkinson

C. Neumann, J. Durner, W. Kaiser

Geschichtlicher Hintergrund

Nachdem die stereotaktisch-neurochirurgische Behandlung des Morbus Parkinson bis zum medikamentösen Einsatz von L-Dopa 1961 die wichtigste therapeutische Option war, geriet sie in den 60er Jahren u.a. auch wegen des ablativen Charakters in Verruf und wurde kaum noch angewendet.

Erst nachdem sich nach mehrjähriger L-Dopa-Behandlung die bekannten Spätkomplikationen wie Fluktuationen, Dyskinesien, On-Off-Zustände und neuropsychiatrische Probleme häuften, besann man sich der alten Möglichkeiten und nachdem 1987 Benabid die erste Tiefenhirnstimulation durchgeführt hatte, kam es zu einer gewissen Renaissance dieser Methode.

Prinzip der Tiefenhirnstimulation im Gegensatz zur früher praktizierten läsionellen Behandlung ist nach entsprechender individueller Austestung eine im allgemeinen 4-polige Elektrodenimplantation. Diese verfügt über eine Verlängerung aus dem Gehirn bis zu einer subkutan unter der Brust befindlichen Batterie mit Impulsgenerator. Über spezielle Programmiergeräte können telemetrisch sowohl eine Aktivierung bzw. Deaktivierung als auch eine Veränderung der Impulsparameter durchgeführt werden. Im Gegensatz zur klassischen Behandlung ist damit die tiefe Hirnstimulation vollständig reversibel.

Theoretischer Hintergrund und Zielpunktbestimmung

Betrachtet man die Motorschleife der Basalganglien, welche die motorischen Bewegungen maßgeblich steuert, so gibt es (Abb. 1) vom Putamen eine Verbindung über den Globus pallidus internus und den Thalamus zum Kortex. Zum anderen gibt es jedoch eine indirekte Verbindung über den Globus pallidus externus mit Zwischenschaltung des Nucleus subthalamicus und dann die bekannte Weiterverarbeitung über den Globus pallidus internus, den Thalamus zum Kortex.

Aus dieser Erkenntnis ergeben sich theoretisch drei sinnvolle Zielpunkte, um die bekannten Kardinalsymptome zu beeinflussen. Bei Tremordominanz bietet sich demnach der Nucleus ventralis intermedius des Thalamus an. Bei vorwiegenden Dyskinesien am ehesten der Globus pallidus internus (Gpi) sowie für die Kardinalsymptome Rigor und Akinese der Nucleus subthalamicus (STN). In der Praxis hat sich aber die Stimulation des STN weitgehend durchgesetzt.

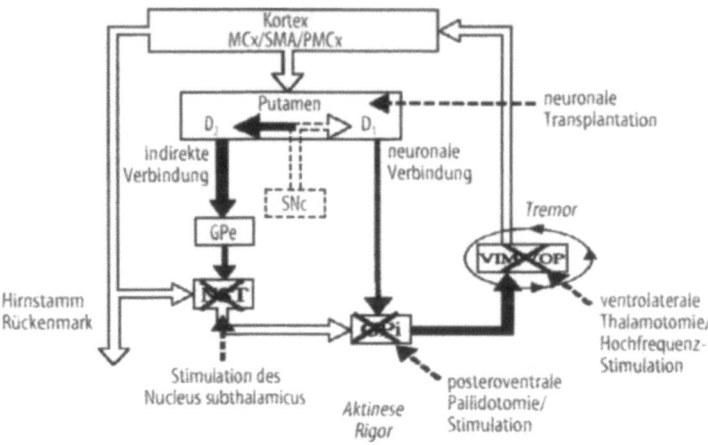

Abb. 1. Zielpunkte in der Motorschleife der Basalganglien.

Patientenauswahl

Auch wenn eine stereotaktische Behandlung zu jedem Zeitpunkt der Parkinsonerkrankung theoretisch möglich wäre, sollte aus mehreren Gründen eine klare Indikation zu diesem operativen Vorgehen bestehen.

Es sollten nur Patienten mit erheblicher Behinderung durch die Parkinson-Symptome in die Auswahl kommen, bei denen ein Ansprechen auf L-Dopa und damit ein idiopathischer Morbus Parkinson gesichert ist. Die medikamentöse Behandlung sollte trotz ausreichender Dosierung und Kombination nicht mehr ausreichend wirksam sein, oder schwere und schlecht tolerierbare Nebenwirkungen aufweisen. Vor allem Patienten mit ausgeprägten Motorfluktuationen und Dyskinesien durch Medikamente scheinen zu profitieren.

Aufgrund des operativen Vorgehens, bei dem der Patient oft über mehr als 10 Stunden mitarbeiten muss und deshalb nicht narkotisiert werden kann, muss eine ausführliche Vorbereitung und Aufklärung des Patienten stattfinden. Patienten müssen insgesamt für stereotaktische Operationen geeignet und bereit und in der Lage sein, sowohl während der Operation als auch während der Nachsorge aktiv mitzuarbeiten. Eine realistische Erwartungshaltung ist ebenso Voraussetzung wie eine effektive Symptomsuppression während einer vorgeschriebenen Teststimulation.

Kontraindikationen

Noch strenger ist die Indikation zu stellen bei Patienten über 75 Jahren mit computertomographisch gesicherter schwerer Hirnatrophie oder zerebraler Makroangiopathie. Auch schwere internistische Begleiterkrankungen oder eine

Therapie mit Antikoagulanzien oder Immunsuppressiva stellen eine relative Kontraindikation dar.

Aus den oben genannten Gründen werden auch Patienten mit schweren neuropsychiatrischen Nebendiagnosen als nicht geeignet angesehen. Dabei ist momentaner Konsens, Patienten mit Demenz (Minimental-Status-Test < 25 Punkte), schweren frontalen exekutiven Störungen oder paranoiden bzw. halluzinatorischen Psychosen von einer Operation auszuschließen.

Mögliche Komplikationen

Wie bei jedem operativen Eingriff kann es zu Komplikationen kommen. Bei der Tiefenhirnstimulation zu beachten sind neben einer Infektion oder einer intrakraniellen Hämorrhagie (bis 10%, je nach Operationszentrum) ein Wirkungsverlust trotz Ansprechens während der Testsituation (bis 5%), Extremitätenparesen (bis 3%) und Elektrodenbruch (3%). Selten können intraoperativ Grand-mal-Anfälle auftreten.

Zusätzlich zeigen sich aber auch stimulationsbedingte Nebenwirkungen mit unterschiedlicher Toleranzentwicklung.

Bei bis zu 10% der Patienten treten bei Stimulationsbeginn Dyskinesien oder Dystonien auf, die zum Teil erst nach Tagen bis Monaten abnehmen. Ebenso treten in etwa 10% Dysästhesien und Schwitzen auf, welches nach Minuten bis Tagen abnimmt. In etwa 7% der Fälle kommt es zu Bulbusdeviationen und Dysarthrie, welche ebenfalls nach Tagen bis Wochen tendenziell abnehmen. Eine Mydriasis tritt in etwa 4% der Fälle auf, nimmt jedoch in der Regel nach Sekunden bis Minuten ab. Kaum Toleranzentwicklung zeigt sich bei Auftreten von Apraxie der Lidöffnung, Muskelkontraktionen oder Ataxie, welche jeweils zu etwa 5% vorkommen.

Bei Auftreten von stimulationsbedingten Nebenwirkungen sollten zunächst die Stimulationsparameter überprüft werden. Dabei gelten als Anhaltspunkte für die Stimulation des Nucleus subthalamicus eine Frequenz von 130 Hz bei einer Impulsdauer von 60 μs und einer Amplitude von unter 3 Volt.

Ergebnisse

Es gibt mehrere Vergleichsstudien, insbesondere zwischen der Stimulation von Nucleus subthalamicus und Globus pallidus internus.

Im folgenden werden die Ergebnisse von Burchiel mit jeweils 5 Patienten und einer Nachbeobachtungszeit von 12 Monaten aus dem Jahre 1999 [5], einer Multicenter-Studie mit 13 Patienten in der Gpi- und 18 Patienten in der STN-Gruppe über 12 Monate sowie eine Studie von Volkmann aus dem Jahre 2000 mit 11 Patienten mit Gpi- und 22 Patienten mit STN-Stimulation [15] summatorisch vorgestellt.

Gemessen an der UPDRS-III-Motorskala kam es in allen drei Studien und bei beiden Stimulationsorten in der Off-Phase zu deutlichen Verbesserungen, wobei die Verbesserungen bei STN-Stimulation mit 44 – 61 % deutlich überwogen. Auch während der On-Phase kam es zu Verbesserungen, wobei in der Studie nach Burchiel bei der Globus-pallidus-internus-Stimulation bis zu 40 % Verbesserung auftreten, in den restlichen Gruppen und Studien etwa 15 % Verbesserung.

In der Subskala II fand sich in der Multicenter-Studie eine Verbesserung der ADL-Fähigkeiten in der Off-Phase bis 57 % bei STN-Stimulation.

Weiterhin wichtige Effekte waren eine mögliche Reduktion der L-Dopa-Dosis. Diese konnte bei Gpi-Stimulation nur wenig (0 – 9 %) verringert werden, wohingegen bei STN-Stimulation eine Verbesserung zwischen 30 und 60 % vorlag.

Auch Dyskinesien konnten deutlich reduziert werden um etwa 50 % mit leichten Vorteilen bei der STN-Stimulation. Die Fluktuationen konnten in beiden Gruppen signifikant verbessert werden.

Zusammenfassend zeigen die durchgeführten Studien eine Überlegenheit bei der Stimulation des Nucleus subthalamicus.

Sieht man sich die Ergebnisse hierzu genauer an, können sämtliche Kardinalsymptome wie Rigor, Bradykinesie, Tremor und Instabilität z. T. deutlich verbessert werden unter gleichzeitiger Reduktion der L-Dopa-Äquivalenzdosis. In mehreren Studien [3, 10, 11] mit einem Beobachtungszeitraum bis 17 Monate zeigt sich eine Verbesserung in der Motor-Skala im Off bis zu 65 %, im On bis zu 80 %. Die ADL-Fähigkeiten bessern sich bis zu 60 %. L-Dopa konnte bis zu 67 % reduziert werden, die Dyskinesien bis über 80 %, die Fluktuationen ebenfalls bis knapp 90 %.

Auch bei Überprüfung der Patiententagebücher ergaben sich im Vergleich zu vor der Implantation 6 Monate nach Implantation eine Verbesserung der On-Phasen von 23 auf 53 % des Tages, Off lag statt 35 % nur noch 11 % des Tages vor, On mit Dyskinesien statt 14 nur noch 3 % und schlafen konnten die Patienten statt 27 % 33 % des Tages. Auch nach 12 Monaten war die Verbesserung nahezu unverändert bei verminderter L-Dopa-Äquivalenzdosis von 1325 mg auf 988 mg.

Tiefenhirnstimulation und Neuropsychologie

Obwohl schwere neuropsychologische Defizite als Ausschlusskriterium für die Tiefenhirnstimulation gelten, gibt es derzeit keine einheitlichen Kriterien, wie diese überprüft werden sollten. Betrachtet man die aktuelle Studienlage, so wird bis 1997 [9] weder über Untersuchungsverfahren noch über neuropsychologische Störungen berichtet. Limousin et al. stellen 1998 im New England Journal of Medicine nach Verwendung von Mattis scale, Visconsin-card-sorting-Test und Verbal fluency fest, dass sich im Mittel keine großen Änderungen bei den neuropsychologischen Ergebnissen zeigten [10]. Ardouin und Benabid [2] stellen nach Verwendung der Mattis-dementia-rating-scale, des Visconsin-card-sorting-Test und Lexical fluency keine entscheidenden neuen kognitiven Defizite fest. Auch Moro et al. fanden 1999 unter Verwendung des Minimental-Status-Test, des Ray-auditory-verbal-learning-Test und des Verbal-fluency-intelligence-Test keine neuropsychologischen Veränderungen [11].

Lediglich Benabid veröffentlichte 1999 bei 7 Patienten eine Verwirrtheit und Desorientierung über mehrere Tage ohne Angabe der Untersuchungsverfahren [4].

Sieht man sich die Motorschleife jedoch genauer an, gibt es derzeit fünf bekannte frontosubkortikale Schleifen, drei davon sind näher untersucht.

Eine dorsolaterale präfrontale Kortexschleife beeinflusst über Nucleus caudatus, Globus pallidus, Substantia nigra und Thalamus Konzeption und Planung. Eine orbitofrontale laterale Kortexschleife beeinflusst die Enthemmung, Manie, Abrufstörung und Konfabulation, und eine Schleife über den vorderen zingulären Kortex nimmt Einfluss auf Depression, im Bereich der linken Hirnhälfte Aphasie und rechts Neglect. Auch wenn die letzte Schleife noch nicht endgültig untersucht ist, ergeben sich doch theoretisch eine Reihe von Störungen, wenn über die Tiefenhirnstimulation Einfluss auf diese Strukturen genommen wird.

Aus diesem Grund sollte nicht der Fehler gemacht werden wie häufig bei der gängigen Demenz-Diagnostik, dass aus Mangel an Zeit und ausgebildeten Neuropsychologen die Diagnostik von neuropsychologischen Störungen mit Screening-Verfahren durchgeführt wird. Die veröffentlichten Studien lassen dies jedoch befürchten, wenn neuropsychologische Störungen zum Teil bereits nach Durchführung des Minimental-Status-Tests ausgeschlossen werden.

Patientenbeispiel

Als Beispiel soll ein Patient mit Hochschulabschluss, Jahrgang 1938, aufgeführt werden, der nach einer externen Screening-Untersuchung für die Tiefenhirnstimulation vorgeschlagen wurde. In der auswärts durchgeführten Untersuchung wurde eine Demenz bzw. neuropsychologische Störungen nach einem Ergebnis von 28 Punkten im Minimental-Test ausgeschlossen.

Nach einer ausführlicheren neuropsychologischen Untersuchung, für die nach unserer Einschätzung mindestens 2,5 Stunden über 2 – 3 Tage verteilt veranschlagt werden müssen, ergab sich folgendes Bild: Im Bereich Aufmerksamkeit zeigte sich im Bereich der Alertness (Wachheit) die allgemeine tonische Alertness weit unter Norm, wohingegen die phasische, auf Warnreize mobilisierbare Alertness noch grenzwertig erhalten war. Im Bereich der selektiven Aufmerksamkeit kam es im visuellen Bereich mehr als im akustischen Bereich zu ebenfalls deutlich unter der Norm liegenden Einschränkungen, vor allem qualitativ. Die geteilte Aufmerksamkeit war grenzwertig, jedoch bei prämorbidem hohen Ausgangsniveau ebenfalls eher reduziert. Zusätzlich fiel eine massive Verlangsamung der Verarbeitungsgeschwindigkeit und der Fähigkeit zu Reaktionswechseln auf.

Im Bereich Lernen und Gedächtnis war die unmittelbare verbale Zahlenspanne ebenfalls massiv reduziert, die Lernkurve stieg bei wiederholter Darbietung der Items nur langsam an. Bei Vorlage einer Distraktorenliste verringerte sich die Wiedergabeleistung der ursprünglich erlernten Liste um 50%. Der passive Wiederabruf war jedoch noch normgerecht. Auch die Gesichter-Namen-Zuordnung war massiv vermindert.

Auch bei Überprüfung des planerischen Denkens und der kognitiven Flexibilität zeigten sich massive Einschränkungen. Die Umstellfähigkeit war qualitativ und von der Verarbeitungsgeschwindigkeit her massiv reduziert. Bei einfachen Aufgaben war planerisches und organisatorisches Denken qualitativ noch unauffällig bei jedoch massiv verminderter Geschwindigkeit. Bei komplexeren Aufgaben litt auch die Qualität.

Diskussion

Die im Patientenbeispiel aufgeführten Probleme lassen sich tendenziell in unserem Patientenkollektiv bestätigen. Aufgrund der kleinen Fallzahl von 11 Patienten lassen sich jedoch noch nicht statistisch belegte Mindeststandards für Untersuchungsverfahren benennen. Aus unserer Sicht muss, individuell an die Möglichkeiten des Patienten angepasst, insbesondere auf die neuropsychologischen Teilleistungen Aufmerksamkeit, Gedächtnis, Lernen und räumlich-konstruktive Fähigkeiten und Flexibilität eingegangen werden.

Bei ausreichend differenzierter Untersuchung lassen sich auch leichtere neuropsychologische Defizite diagnostizieren. Dies lässt sich auch bei differenzierter Untersuchung nach stereotaktischen Eingriffen belegen. Insgesamt muss daher von deutlich ausgeprägteren kognitiven Nebeneffekten ausgegangen werden als bisher untersucht und publiziert wurde. Dabei muss berücksichtigt werden, dass die möglichen Nebeneffekte interindividuell und über einen längeren Beobachtungszeitraum durchaus schwanken können und deswegen sehr differenziert beobachtet und untersucht werden müssen. (Untersuchung in On-/Off-Phase, morgens und abends u. ä.).

Einigkeit besteht nach unseren Ergebnissen mit den publizierten Ergebnissen bezüglich der Depressivitätswerte. Diese nehmen in der Regel nach Tiefenhirnstimulation ab. In der Diskussion muss jedoch berücksichtigt werden, dass allein durch die oben beschriebenen Verbesserungen im motorischen und ADL-Bereich die Verbesserungen zum Teil erklärt werden können.

Schlussfolgerung

Die Tiefenhirnstimulation ist eine zusätzliche Option bei der Behandlung von Patienten mit Morbus Parkinson. Insbesondere Patienten mit nicht mehr ausreichendem Ansprechen auf eine Kombination der bekannten Medikamente oder Fluktuationen können profitieren.

Bei der Indikationsstellung erscheint uns eine ausreichend differenzierte neuropsychologische Diagnostik notwendig, um die allgemein anerkannte Kontraindikation schwerer neuropsychologischer Defizite erkennen zu können. Dafür ist aus unserer Erfahrung für ausreichend qualifizierte Neuropsychologen und Zeit zu sorgen, da pro Patient und Untersuchung mit mindestens 2,5 Stunden über mindestens 2 Tage verteilt zu rechnen ist.

Weiterhin sollten erfahrene Zentren für die Operation gewählt werden, um die Komplikationsrate, v. a. das Blutungsrisiko, das z. T. bis zu 10 % beträgt, möglichst gering zu halten.

Literatur

1. Alesh F (1998) Tiefe Hirnstimulation. Psycho 24: 549–553
2. Ardouin C et al. (1999) Bilateral subthalamic or pallidal stimulation for Parkinson's diesease affects neither memory nor executive functions: a consecutive series of 62 patients. Ann Neurology 46: 217–223
3. Bejjani BP et al. (2000) Bilateral subthalamic stimulation for Parkinson's disease by using three-dimensional stereotactic magnetic resonance imaging and electrophysiological guidance. J Neurosurg 92: 615–625
4. Benabid AL et al. (1998) Long-term electrical inhibition of deep brain targets in movement disorders. Movement Disorders 13 (suppl) 13: 119–125
5. Burchiel KJ et al. (1999) Comparison of pallidal and subthalamic nucleus deep brain stimulation for advanced Parkinson's disease: results of a randomized, blinded pilot study. Neurosurgery 45: 1375–1382, discussion 1382–1384
6. Cooper I (1965) Surgical treatment of Parkinsonism. Ann Rev med 38: 309–330
7. Crack P et al. (2000) Tiefe Hirnstimulation bei M. Parkinson, Tremor und Dystonie: Patientenselektion. Aktuelle Neurologie 27: 16–22
8. Fogel W et al. (2000) Ergebnisse der STN-Stimulation im Vergleich mit anderen stereotaktischen Verfahren. Aktuelle Neurologie 27: 9–15
9. Hubble J et al. (1997) Effects of thalamic deep brain stimulation based on tremor type and diagnosis. Movement disorders 12: 337–341
10. Limousin et al. (1998) Electrical stimulation of the subthalamic nucleus in advanced Parkinson's disease. New England Journal of Medicine 339: 1105–1111
11. Moro E et al. (1999) Chronische elektrische Stimulation im Nucleus subthalamicus reduziert den Medikamentenbedarf bei der Parkinson-Krankheit. Neurology 53: 85–90
12. Mundinger F (1965) Die Subthalamotomie zur Behandlung extrapyramidaler Bewegungsstörungen. Deutsche medizinische Wochenschriften 90: 2002–2007
13. Ostertag CB et al. (1997) Stereotaktische Behandlung der Bewegungsstörungen. Nervenarzt 68: 477–484
14. Riechert T (1957) Die chirurgische Behandlung des Parkinsonismus. Archiv klinische Chirurgie 287: 660–666
15. Volkmann J et al. (2000) Postoperatives neurologisches Management bei Stimulation des Nucleus subthalamicus. Aktuelle Neurologie 27 (suppl) 1: 23–39

Dopaminerg-induzierte Psychosen und Halluzinationen bei Morbus Parkinson

S. BITTKAU

Einleitung

Dopaminerg-induzierte Psychosen bei Parkinsonpatienten werden kontrovers diskutiert. Warum gerät ein kaum noch mobilisierbarer Patient im fortgeschrittenen Krankheitsstadium beim Auftreten einer Psychose in einen langdauernden On-Zustand, der selbst nach Absetzen der Dopaminagonisten für den Zeitraum dieses pharmakotoxischen Delirs anhält? Mit Nachlassen des Delirs wird ein solcher Patient zunehmend geordnet und parallel zunehmend unbeweglich, evtl. bis zum erneutem Erreichen des Off-Zustandes.

Definition

In der Literatur werden unter dem Begriff „Parkinson-Psychose" eine Vielzahl pathogenetisch unterschiedlicher psychiatrischer Störungsbilder verstanden. Psychose ist definiert als eine schwerwiegende Störung der Realitätsabschätzung. Psychotische Individuen deuten ihre Wahrnehmungen falsch und ziehen entsprechend fehlerhafte Schlussfolgerungen. Bei den Wahrnehmungsstörungen gibt es ein Kontinuum fehlerhaft gedeuteter Sinneseindrücke, die sich im möglichen Distanzierungsgrad der Patienten unterscheiden: Dies reicht von „Fehlwahrnehmung" über Wahneinfälle bis zu einem komplex wahnhaften Trugbilderleben mit Verwirrtheit im Sinne eines deliranten Syndroms.

Pathophysiologische Befunde

Wahrnehmungsstörungen lassen sich stufenmäßig beschreiben: In der leichtesten Ausprägung treten kurzdauernde fehlerhafte Anmutungen oder visuelle Halluzinationen bei etwa 20 bis 30 Prozent im Verlauf der Parkinsonerkrankung auf [1-4]. Die Patienten bleiben bewusstseinsklar, kritik- und urteilsfähig, erkennen ihre Trugbilder als irreal und erleben von daher die Störung als harmlos. Für die Pathogenese dieser visuellen Halluzinationen werden Störungen vornehmlich im visuellen Assoziationskortex verantwortlich gemacht [1-3].

Parkinsonpatienten haben nachgewiesene Defizite im räumlich-visuellen Sehen, wobei dies als Teilsymptom des neurodegenerativen Prozesses angesehen wird, evtl. mitbedingt durch die Degeneration des Nukleus Meynert. In PET-

Untersuchungen kann okzipital ein cholinerger Hypometabolismus festgestellt werden – bei Alzheimer-Patienten ist dieses Gebiet bzgl. der Stoffwechselaktivität weniger gestört, gut korrespondierend zur Tatsache des klinisch selteneren Auftretens visueller Halluzinationen bei dieser Erkrankung. Umgekehrt treten bei der Lewy-Body-Demenz Halluzinationen frühzeitig und bei ca. 70 % der Patienten auf [3–5].

Klinik und Psychopathologie

Bei den sehr häufigen „presence hallucinations" [1] besteht die meist nur Sekunden dauernde Anmutung der Gegenwart einer Person im Raum, oft eines Angehörigen etc. Als kurzdauernde visuelle Halluzination (genauer: illusionäre Verkennungen) werden Seheindrücke im peripheren Wahrnehmungsbereich meist als Person oder Tier fehlgedeutet, sodass solche Störungen naturgemäß häufiger bei reduzierten Lichtverhältnissen, abends oder nachts auftreten. Bei solchen Störungsbildern bleibt die medikamentöse Therapie in aller Regel unverändert.

Psychotische Störungen mittleren Schweregrades findet sich nach einleitend unruhigen Nächten mit lebhaften Träumen, alptraumhaftem Aufschrecken (Auftreten bei etwa 30 % der Patienten im langfristigen Therapieverlauf [3]) ein psychotisches Zustandsbild mit geformten Halluzinationen, Sekunden bis meist nur Minuten dauernd, wobei die Realitätsabschätzung mit steigendem Demenzgrad abnimmt. Nicht dementen Patienten gelingt diese Realitätsabschätzung noch regelhaft, dementen Patienten in etwa 2/3 der Fälle. Mit Zunahme des Ausprägungsgrades der Wahnstörung finden sich gleitende Übergänge zum Vollbild einer paranoid-halluzinatorischen Psychose. Bei mittlerem Ausprägungsgrad finden wir somit wahnhafte, psychotische Symptome bei noch erhaltener Bewusstseinsklarheit, Orientiertheit, normalen Denkabläufen.

Erst mit dem Hinzutreten deliranter Symptome finden sich wahnhafte, psychotische Inhalte bei einem wechselnd stark getrübten Bewusstsein, hinzutretender Desorientiertheit, Verwirrtheit, kognitiven Störungen wie Konzentrations- und Aufmerksamkeitsstörungen, verlangsamten Denkabläufen, Gedan-

Stufenschema Halluzinationen – Psychose bei Parkinson-Syndrom [1]

leicht	visuelle Halluzinationen Anmutung der Anwesenheit kurze illusionäre Verkennung	bewusstseinsklar orientiert geordnet	20 – 30 %
mittel	lebhafte Träume, Alpträume gestaltlich geformte Halluzinationen paranoide Ausdeutungen	bewusstseinsklar orientiert paranoide Wahneinfälle	~30 %
stark	szenische Halluzinationen paranoide Denkstörung delirantes Syndrom	getrübtes Bewusstsein Denkstörung verwirrt	8 – 10 %

kenabbrüchen. Ein solches toxisch-delirantes Syndrom kann einerseits durch Gabe oder Entzug bestimmter Medikamente (Anticholinergika, Amantadin, auch Dopaminagonisten) oder Drogen (Betäubungsmittel, Palliativa, Alkohol) wie auch z. B. durch Elektrolytstörungen, Dehydratation, perioperativen Stress ausgelöst werden [2–4].

Bei Darstellung dieses Stufenaufbaues wird somit ersichtlich, dass für die Pathogenese solcher komplexer Störungen die ausschließliche Fixierung auf eine dopaminomimetische Generierung, selbst unter Miteinbeziehung hypersensitiver mesolimbischer postsynaptischer Rezeptoren, zu kurz greift.

Interferenzen zwischen dopaminergem und serotonergem System sind ebenso beteiligt wie auch serotonerg modulierte GABA-erge Rezeptoren. Fenelon et al. [1] führen hier aus „that hallucinations are not a simple dopaminergic event". Dies wird mit dem Auftreten bei nicht dopaminerg behandelten Patienten in der Vor-L-Dopa-Area begründet, des Weiteren mit der nicht klaren Korrelation zum Ausmaß der dopaminergen Stimulation, der möglichen Generierung durch nicht dopaminerg wirkende Anticholinergika und Amantadinsalze. Als weiterer Grund wird angeführt, dass bei dopaminerger Therapie in anderen Indikationsgebieten als der Parkinsonschen Erkrankung, so bei HV-Tumoren oder in der Gynäkologie, medikamentös induzierte Psychosen nur bei 1 % der behandelten Patienten auftreten [1]. Aufgrund des spontanen Auftretens von Halluzinationen auch bei LBD wie bei der Alzheimer-Erkrankung (hier seltener) werden zumindest Parallelitäten der Pathogenese des Auftretens von Halluzinationen bei diesen unterschiedlichen Störungsbildern angenommen. Als weiteres Indiz sei auf das positive Ansprechen, insbesondere von visuellen Halluzinationen, auf die Behandlung mit Ondansetron, einem 5-HT_3-Antagonisten, verwiesen, was ebenfalls gegen eine einzig dopaminerg verursachte Genese der Störung spricht [4, 5, 40].

Prävalenz

Da Halluzinationen von Patienten sehr häufig spontan nicht berichtet werden, sind die in der Literatur aufgeführten Häufigkeitsangaben einer unrealistischen Schwankungsbreite (0 bis 80 %) unterworfen [5]. Einzig verlässlich sind von daher nur prospektive Erhebungen, wobei bei 4 der hier verwertbaren Studien Häufigkeiten von 25 bis 40 % (Mittelwert 32 %) für den Verlauf der Erkrankung angegeben (Tabelle 1).

Tabelle 1. Prävalenz von Halluzinationen [nach 1]

Autor	n (Patienten)	total	visual	auditory
Sanchez-Ramos et al. 1996 [51]	214	25,7	25,7	0
Graham et al. 1997 [8]	129	24,8	23,2	11,6 (1,5)
Inzelberg et al. 1998 [9]	121	37	37	8 (0)
this study	216	39,8	22,2	9,7 (2,3)

Tabelle 2. Auftreten von „formed visual hallucinations" in zwei unterschiedlichen Parkinson-Populationen [1]

Dauer M. Parkinson	12,9 Jahre	8,5 Jahre	
Akinetic fluctuations	52,1 %	33,1 %	p = 0,02
Dyskinesien	50 %	24,6 %	p = 0,001
Demenz	64,6 %	6,1 %	p < 0,000
Tagesschläfrigkeit	70,8 %	26,9 %	p < 0,0001
L-Dopa equivalent daily dosage	766 (± 365 mg)	711 (± 452 mg)	n.s.
Dopaminagonisten	41,7 %	46,2 %	n.s.
Anticholinergika	0 %	10 %	p = 0,02
Amantadin	6,2 %	13 %	n.s.
Selegilin	4,2 %	19,2 %	p = 0,02

Bedeutsam ist auch der untersuchte Zeitraum des Auftretens einer solchen Symptomatik. In der einzigen populationsbasierten Studie von Aarsland et al. [47] wird die Häufigkeit psychotischer Symptome, von Halluzinationen bis zum Delir, für den Zeitraum der Woche vor Datenerhebung mit 16 % angegeben (Tabelle 2). In der Studie von Fenelon ist die Häufigkeit für die vergangenen 3 Monate vor Evaluation 40 %, bei Miteinbeziehung länger zurückliegender Ereignisse kann dies als „Life-time-Prävalenz" mit einer Häufigkeit von mindestens 46 % angegeben werden.

Bei solchen hohen Prävalenzziffern fragt man sich nach den Erkrankungsstadien des untersuchten Kollektivs. Die 216 Patienten von Fenelon et al. rekrutieren sich aus 2 klinischen Spezialambulanzen. 39 % der Patienten zeigten On-Off-Fluktuationen, 20 % der Patienten litten an einer begleitenden Demenz bei einer mittleren Erkrankungsdauer von 9,5 Jahren. Die Patienten mit solchen „formed visual hallucinations" sind signifikant älter, die Parkinsonerkrankung besteht signifikant länger, die Patienten sind in einem motorisch signifikant schlechteren Zustand, haben mehr Fluktuationen und Dyskinesien. Prädiktiv, auch als Einzelfaktor bedeutsam, ist das Bestehen einer Demenz in 64,6 % dieser Gruppe gegen nur 6,1 % nicht entsprechend halluzinierenden Patienten. Ebenso ist die Tagesschläfrigkeit bei 70,8 % dieser Patienten prädiktiv gegenüber 26,9 % bei den nicht betroffenen Patienten. Die medikamentöse Therapie unterscheidet sich in beiden Gruppen nicht signifikant, liegt für Dopaminagonisten, Amantadin, Anticholinergika und Selegilin sogar unter der Dosis der Vergleichsgruppe (d.h. die Medikation wurde schon therapeutisch sinnvoll angepasst).

Bezüglich der Entwicklung von Halluzinationen und Psychosen liegen 4 prospektive Verlaufsstudien vor, die das Bestehen einer Demenz oder von schweren kognitiven Beeinträchtigungen als wichtigsten und als Einzelfaktor auch prädiktiven Faktor herausgestellt haben [1]. Dies ist besonders wichtig bei den sogenannten Parkinson-Plus-Formen, besonders bei der Lewy-Body-Demenz (LBD). Die frühzeitige klinische Abgrenzung der LBD von unkomplizierten Parkinson-Syndromen ist äußerst schwierig, und ein einfach brauchbares Unterscheidungskriterium wäre ein großer Gewinn. Hier hilft die Untersuchung von Goetz,

Vogel et al. [2] weiter. Bei dieser prospektiven, über 5 Jahre dauernden Parkinsonverlaufsstudie wurden Patienten, die innerhalb von 3 Monaten nach Beginn einer L-Dopa-Gabe mit Halluzinationen reagierten (12 Patienten), eine Vergleichsgruppe von „Späthalluzinierern" (Erstauftreten nach über 12 Monaten einer etablierten L-Dopa-Therapie, 58 Patienten) und der Krankheitsverlauf über 5 Jahre beobachtet. Obwohl sich beide Gruppen initial bezüglich der Diagnosestellung nicht voneinander unterschieden, war nach 5 Jahren in der Gruppe der so genannten „early hallucinators" nicht ein Patient übrig geblieben, bei welchem die Diagnose eines Morbus Parkinson als einzige Diagnose aufrecht erhalten werden konnte.

Bei den 4 Patienten, die noch typische Symptome eines Morbus Parkinson aufwiesen, fand sich in allen Fällen eine affektive Psychose, die Jahrzehnte vor Eintreten der Parkinsonerkrankung vorbestand, und die durch die L-Dopa-Gabe nach jahrelanger Symptomfreiheit erst wieder demaskiert wurde. Bei einem Patienten stellte sich nachträglich ein postenzephalitisches Parkinson-Syndrom heraus, bei den verbleibenden 7 Patienten konnte nach 5 Jahren nicht mehr ein Parkinson-Syndrom diagnostiziert werden. 5 Patienten zeigten eine Alzheimer-Demenz, autoptisch gesichert in 3/5 Fällen. Bei 2 Patienten wurde eine als Lewy-Body-Demenz diagnostiziert, in beiden Fällen autoptisch gesichert. Bei der Vergleichsgruppe der 58 „late hallucinators" musste die Parkinsondiagnose in 8 Fällen modifiziert werden, 4 Patienten wurden als „progressive supranuclear palsy" diagnostiziert, 3 Patienten als „striatonigral degeneration", 1 Patient als „corticobasal ganglionic degeneration". Das klinische Symptom des frühzeitigen Auftretens von Halluzinationen nach Beginn einer L-Dopa-Therapie hat in differentialdiagnostischer Sicht eine hohe Bedeutung. Bei Vorbestehen einer affektiven Psychose musste in allen verbleibenden Fällen die Diagnose in die einer Alzheimer-Demenz oder einer Lewy-Body-Demenz abgeändert werden.

In einer weiteren Studie von Litvan et al. [48] wurden früh auftretende Halluzinationen ebenfalls unter die 3 differenzialdiagnostisch aussagekräftigsten klinischen Symptome zur Abgrenzung von LBD zur Parkinsonschen Erkrankung herausgestellt. Die sogenannten „early hallucinators" unterschieden sich noch in weiteren Qualitäten von den „late hallucinators": Sie hatten sehr viel häufiger auch tagsüber auftretende Halluzinationen; visuelle Halluzinationen waren häufig von weiteren Halluzinationen (akustisch, taktil, olfaktorisch) begleitet. Die Qualität der Halluzinationen war nicht „harmlos", sondern „überwiegend beängstigend", paranoid, untypisch für üblicherweise geäußerte Parkinsoneinschätzungen. Eigene Erfahrungen zeigen, dass das Bestehen einer Demenz bei vielen Patienten erst deutlich verspätet festgestellt wird, dies durch die verlangsamte Sprachproduktion, im Kontakt mit den Patienten durch die häufige Begleitung und Übernahme des Gespräches durch Ehepartner oder Angehörige.

Bei therapeutisch komplizierten Verläufen sollte frühzeitig gezielt nach dem Bestehen einer Demenz gefahndet werden, insbesondere bei Auftreten von Halluzinationen.

Zur Therapie dieser vornehmlich wohl pharmakogen induzierten Psychosen zieht sich durch viele Arbeiten die Empfehlung, zunächst Anticholinergika, dann Amantadinsalze, Selegilin und schließlich Dopaminagonisten zu reduzieren [3,

4], nötigenfalls auch die L-Dopa-Dosis einzuschränken [3, 4, 16]. Daneben wird in mehreren Arbeiten auf die rasche und gute Kontrolle psychotischer Syndrome durch Clozapin verwiesen, sodass in der Folge eine L-Dopa-Dosiserhöhung [17–22] durchgeführt werden konnte mit entsprechender motorischer Besserung. Die Möglichkeit, die Antiparkinsonmedikation beizubehalten und eine rasche klinische Besserung der Psychose abzuwarten, wird von nur einem Autor propagiert. Die klinisch überragende Wirksamkeit von Clozapin ist nach der ersten Arbeit von Scholz und Dichgans [49] an mittlerweile mindestens 400 studienmäßig erfassten Patienten breit dokumentiert. Da die in 0,38% bis 1% drohende Agranulozytose den Einsatz des Präparates, insbesondere in Nordamerika, stark einschränkt und kontrolliert, wird nach alternativen Therapiemöglichkeiten Ausschau gehalten. In der erst 1999 veröffentlichten retrospektiven Studie von Iansek et al. [14] über den Einsatz konventioneller Neuroleptika, hier insbesondere Pimozid, wird berichtet, dass 21% der Patienten völlig immobil wurden, in maximal 54% eine Kontrolle der psychotischen Symptome gelang und selbst in dieser Teilgruppe während der folgenden 3 Jahre bei 40% dieser Patienten aufgrund von Unverträglichkeiten diese konventionellen Neuroleptika gegen atypische Neuroleptika ausgetauscht werden mussten. Trotz gegenteiligen Bemühens der Autoren wird die Unzulänglichkeit dieses Therapieansatzes offenkundig. Friedman et al. [15] vergleichen die Potenziale der verfügbaren atypischen Neuroleptika Clozapin, Risperidon, Olanzapin und Quetiapin. Gemeinsam ist allen Präparaten eine höhere Affinität zu $5-HT_2$-/$5-HT_3$-Rezeptoren im Vergleich zur D_2-Rezeptoraffinität. Unterschiede finden sich jedoch schon in der Potenz der Präparate, höherdosiert im Tiermodell Katalepsie und einen Prolaktin-Anstieg zu induzieren (deutlich für Risperidon, minder stark für Olanzapin), wobei dieser Umstand deutlich mit der EPMS-Wirkung dieser Präparate bei fortgeschrittenen Parkinson-Syndromen korreliert und diese beiden Präparate nur für eine Teilgruppe motorisch minder stark beeinträchtigter und auch nicht schwerwiegend psychotisch dekompensierter Patienten brauchbar erscheinen lässt. Die Prolaktinantwort wird als prädiktiv auch für weitere Testungen EPMS-schwacher Neuroleptika angesehen. Als Präparat mit nachgewiesen bester antipsychotischer Wirksamkeit ohne nachteilige EPMS-Wirkung wird Clozapin beschrieben. Unter den verbleibenden Präparaten besitzt Quetiapin eine zwar minder starke antipsychotische Wirksamkeit, dennoch eine gute Verträglichkeit und geringere EPMS-NW als Olanzapin oder gar Risperidon.

Clozapin

Mittlerweile liegen Metaanalysen [15, 22] vor, wobei in allen Studien durchgehend ein exzellenter therapeutischer Effekt mit Verbesserung psychotischer Symptome in 85% der Fälle berichtet wird. Nach Friedman [15] betrugen die bei Morbus Parkinson eingesetzten Dosen von Clozapin 6,25 bis 50 mg/Tag. Clozapin ist „virtually free of any Parkinsonion (EPMS) side effects". Clozapin verbessert des Weiteren den Tremor. Durch Kontrolle der psychotischen Nebenwirkungen erhöht Clozapin die Toleranz für eine Dosiserhöhung der Antiparkinsonmedikation. 1999 wurde nochmals eine Doppelblindstudie über Clozapin zur Behandlung pharmakogener Psychosen bei Parkinson's Disease durch die „Parkinson study group" veröffentlicht [18, 19]. Bei n = 60 Patienten über 14 Monate war die Durchschnittsdosis nach Auftitration bei 24,7 mg Clozapin/Tag. In allen drei Psychoseskalen zeigten sich in der Verumgruppe signifikante Verbesserungen, und zwar im CGI-score um 1,6 ± 0,3 Punkte vs. 0,5 ± 0,2 Punkte ($p < 0{,}0001$), im BPRS-score um 9,3 ± 1,5 Punkte vs. 2,6 ± 1,3 Punkte ($p = 0{,}002$), im APS-score um 11,8 ± 2,0 Punkte vs. 3,8 ± 3,9 Punkte ($p = 0{,}01$). Clozapin besserte den Tremor, hatte keinerlei EPMS-Auswirkungen, bei einem Patienten musste die Therapie aufgrund einer Leukozytämie abgesetzt werden.

Olanzapin

Offene Studien zu Olanzapin bei Morbus Parkinson legten eine gute Wirksamkeit ohne wesentliche motorische Befundverschlechterung nahe [28, 29]. Goetz et al. [25] führten daraufhin einen randomisierten Doppelblindvergleich Olanzapin vs. Clozapin durch. Kontrolliert wurde anhand der Positiven Symptomenskala (SAPS) sowie der UPDRS. Die Studie musste vorzeitg abgebrochen werden aufgrund einer schwerwiegenden Verschlechterung der UPDRS-Werte der mit Olanzapin behandelten Patienten, die sich trotz besserer Ausgangswerte seitens der motorischen UPDRS-Scores um 12,3 Punkte verminderten, wohingegen sich die Werte der mit Clozapin behandelten Patienten um 6 Punkte verbesserten. Unter der Clozapin-Behandlung verbesserte sich auch signifikant das Verhalten der Patienten. Ähnlich war dies in einer kleinen Testgruppe von Friedman [26]. Hier mussten 9 von 12 Patienten, die von einer stabilen Clozapin-Einstellung auf Olanzapin umgestellt werden sollten, aufgrund einer Verschlechterung der Parkinsonsymptome aus der Studie herausgenommen werden. Im Gegenzug fand sich für Clozapin-behandelte Patienten eine motorische Befundbesserung, insbesondere für Tremor- und Dyskinesie-Scores. Goetz et al. [25] schlussfolgern, dass Clozapin und Olanzapin trotz beider Klassifizierungen als „atypisches Neuroleptikum" als kategorisch unterschiedlich bezüglich der motorischen Auswirkungen auf Parkinsonpatienten angesehen werden müssen. Obwohl die D_2-Rezeporaffinität von Olanzapin niedriger als die traditioneller Neuroleptika ist, scheint diese ausreichend für eine Blockierung nigrostriataler D_2-Rezeptoren selbst bei niedriger Dosierung zu sein. In PET-Studien zeigte Clozapin eine deutlich niedrigere D_2-Rezeptorbelegung als Olanzapin und Risperidon. Olanzapin verschlechtert in dem untersuchten Dosisbereich von 11,4 mg/Tag (SD 3,5) Parkinson-Symptome und sollte nicht regulär im Management von Halluzinationen bei Parkinsonpatienten eingesetzt werden. Hegemann-Richard und Nutt [24] pflichten bei, dass Olanzapin Parkinson-Symptome verschlechtert bei unterlegener antipsychotischer Wirksamkeit im Vergleich mit Clozapin; ähnlich ist der Effekt von niedrigen Dosen von Olanzapin auf Dyskinesien, die jedoch leicht reduziert werden auf Kosten der Beweglichkeit. Clozapin bleibe die einzige antipsychotische Substanz zur Behandlung medikamentös induzierter Psychosen ohne Verschlechterung der motorischen Fluktuationen bei Parkinsonscher Erkrankung.

Quetiapin

Quetiapin ist das neueste atypische Neuroleptikum, ein Dibenzothiazepinderivat mit geringerer D_2-Rezeptoraffinität sowie erhöhter Bindungsrate für 5-HT_{2a}-Rezeptoren. Pharmakologisch finden sich Ähnlichkeiten mit Clozapin [31a], offene Studien belegen eine antipsychotische Wirkung auf drogeninduzierte Psychosen bei Parkinsonerkrankung ohne motorische Verschlechterung [30], in größeren und komplexeren Studien [31a,b] ist bei ca. 60% der Patienten die antipsychotische Wirkung gut. Bei 12% der Patienten wurde das Präparat aufgrund von Ineffizienz oder aufgrund von intolerablen Kreislaufstörungen wieder abgesetzt. Auch der Wechsel von stabil auf Clozapin eingestellten Patienten auf Quetiapin gelang nur bei einer Minderzahl der Patienten regelrecht, 5 von 8 Patienten tolerierten den Wechsel (evtl. Titrationsproblem) schlecht. In der offenen Studie von Targum [22] zeigt Quetiapin gute Wirksamkeit auf visuelle Halluzinationen, „die Paranoia und Wahnstörungen reagierten schlechter auf die Substanz". Nur 5 von 11 Patienten konnten die Studie über die Dauer von 12 Monaten durchhalten, 2 Patienten galten als Therapieversager, im übrigen waren Nebenwirkungen, insbesondere Schwindel und Tagesmüdigkeit, Gründe für einen vorzeitigen Abbruch. Die antipsychotische Potenz ist eindeutig geringer als die von Clozapin. In der Studie von Devey [33] wurden 9 von ursprünglich 84 auf Quetiapin eingestellte Parkinsonpatienten auf Clozapin umgestellt, dies aufgrund nicht ausreichender antipsychotischer Wirksamkeit des Quetiapin. In 8 von 9 dieser Fälle war Clozapin antipsychotisch wirksam. Die Verträglichkeit ist gut, in den Studien fand sich kein Hinweis für schwerwiegende EPMS-Nebenwirkungen. Weiner et al. [34] fanden bei 8% der Patienten eine Verschlechterung der Parkinsonsymptomatik, Fernandez et al. [35] fanden in einer Studienergänzung in 33% eine Verschlechterung der Parkinson-Symptomatik, die Hälfte dieser betroffenen Patienten wurde wieder auf Clozapin umgestellt. Insbesondere in Akutsituationen ohne mögliche ausführliche Aufklärung von Patienten, bei fremdbetreuten Patienten, in Wochenendsituationen u. ä. ist Quetiapin umgehend einsetzbar, beginnend mit 12,5 mg/Tag und einer Steigerung um 12,5 mg alle 4 bis 7 Tage auf 2×25 mg oder 1×50 mg täglich. Bei Versagen dieses Ansatzes wird der Wechsel auf Clozapin empfohlen. Quetiapin ist sicher ein zu berücksichtigendes atypisches Neuroleptikum, unter den Atypika dem Clozapin noch am ähnlichsten. Die Substanz wird in über der Hälfte der Fälle gut bezüglich der Parkinsonsymptomatik toleriert, der antipsychotische Effekt ist gut, nicht ganz an den des Clozapins heranreichend. Wünschenswert wäre ein prospektiver Doppelblindvergleich der Substanzen Clozapin und Quetiapin.

Risperidon und andere Präperate

Risperidon war das 2. atypische Neuroleptikum auf dem Markt nach Clozapin, mit dem es pharmakologisch nicht verwandt ist. Die Substanz besitzt eine ähnliche Affinität zu D_2- und 5-HT_{2a}-Rezeptoren. In Studien bei Schizophrenie zeigte die Substanz eine geringere antipsychotische Wirksamkeit als Clozapin. Die Substanz hat deutlich weniger EPMS-Wirkung als klassische Neuroleptika, die abhängig von der Dosis dennoch so deutlich ausgeprägt sind, dass Friedman et al. [15] feststellten „we think, that Risperidon is not atypical in any of its motor effects". Diverse offene Studien an Parkinsonpatienten zeigten eine gute bis ausreichende antipsychotische Wirksamkeit [36–38]. In letztgenannter Studie zeigte sich schon eine Verschlechterung der Parkinsonsymptomatik bei 6 von 39 Patienten sowie eine nicht ausreichende antipsychotische Wirkung bei weiteren 6 Patienten. Rich et al. [39] berichteten über eine inakzeptable Verschlechterung der Parkinson-Symptomatik bei 5 von 6 behandelten Patienten, 1 Patient wurde stationär pflegebedürftig mit vorübergehender perkutaner Magensondenernährung, 2 Patienten entwickelten eine „Enzephalopathie"(?), von der sie sich im weiteren Verlauf unter Clozapin-Behandlung erholten. Die Autoren halten Risperidon nicht für einen geeigneten Ersatz für Clozapin aufgrund zu hoher EPMS-Nebenwirkungen mit z. T. erheblicher Verschlechterung der zugrundeliegenden Parkinsonsymptomatik. Die meisten Halluzinogene sind nach Glennon [52] Agonisten an 5-HT_2-Rezeptoren. Hierauf basierend wurde der 5-HT_{3a}-Rezeptorantagonist Odansetron, ein Antiemetikum bei Chemotherapie, mit Erfolg, insbesondere bei visuellen Halluzinationen, mit deutlich minderer Effizienz bei paranoiden Ideen, eingesetzt [40]. Die Substanz ist aus Kostengründen im Praxisalltag nicht einsetzbar. Auch Ritanserin als 5-HT_2-Blocker zeigt Antitremoreffekte neben gewissen antipsychotischen Wirkungen. Mianserin scheint ebenfalls Halluzinationen, zumindest bei Alzheimerscher-Erkrankung, günstig beeinflussen zu können [40]. Melperon [41] hat ebenfalls 5-HT_2-antagonistische Wirkung und ist als niederpotentes Neuroleptikum gut bei EPMS und Demenzsyndromen einsetzbar. Eine langsame Auftitration aufgrund der Nebenwirkungen erscheint sinnvoll. Clomethiazol [5] ist bei zurückhaltender Dosierung ein effizientes Sedativum mit guter Wirkung auf delirante Syndrome, es zeigt keine EPMS-Wirkung. Einzig die atemdepressive Potenz des Präparates stellt Anforderungen an die Erfahrung und das Wissen des Anwenders. Als letztes sei noch auf die andernorts ausgiebig publizierten Daten über den Einsatz von Cholinesterasehemmern bei Demenz, insbesondere bei Lewy-Body-Demenz, verwiesen; Rivastigmin und Donepezil sind auch bei stärker ausgeprägter Demenz bei Parkinson-Syndromen, speziell natürlich bei LBD, indiziert [42, 43].

Literatur

1. Fénelon G, Mahieux F, Huon R, Ziégler M (2000) Hallucinations in Parkinson's disease. Brain 123: 733–745
2. Goetz CG, Vogel C, Tanner CM, Stebbins GT (1998) Early dopaminergic drug-induced hallucinations in parkinsonian patients. Neurology 51: 811–814
3. Mendis T, Barclay CL, Mohr E (1996) CNS drug-induced psychosis in Parkinson's disease. Drugs 3: 166–174
4. Wolters EC (1999) Dopaminomimetic psychosis in Parkinson's disease patients. Neurology 52 (suppl 3): S10–S13
5. Ziegler B (1996) Zur Psychopathologie des Parkinson-Syndroms. Klinikarzt 9/25: 266–270

6. Melamed E, Friedberg G, Zoldan J (1999) Psychosis, Impact on the patient and family. Neurology 52 (suppl 3): S14–S16
7. Factor SA, Molho ES, Brown DL (1998) Acute delirium after withdrawal of amantadine in Parkinson's disease. Neurology 50: 1456–1458
8. Graham JM, Grünewald RA, Sagar HJ (1997) Hallucinosis in idiopathic Parkinson's disease. Neurology 63: 434–440
9. Inzelberg R, Kipervasser S, Korczyn AD (1998) Auditory. Neurology 64: 533–535
10. Friedman JH (1999) Intravenous levodopa in hallucinating PD patients. Neurology 52: 219–220
11. Makoff AJ, Graham JM, Arranz MJ, Forsyth J, Li T, Aitchison KJ, Shaikh S, Grünewald RA (2000) Association study of dopamine receptor gene polymorphisms with drug-induced hallucinations in patients with idiopathic Parkinson's disease. Pharmacogenetics 10: 43–48
12. Jonnalagada JR, Norton JW (2000) Letters to the editor. Neurology 23: 230–231
13. Okada K, Suyama N, Oguro H, Yamaguchi S, Kobayashi S (1999) Medication-induced hallucination and cerebral blood flow in Parkinson's disease. Neurology 246: 365–368
14. Iansek R, Feniger H (1999) Successful psychotropic management of drug related psychosis in Parkinson's disease. Journal of Clinical Neuroscience 6 (6): 488–491
15. Friedman JH, Steward A, Factor DO (2000) Atypical antipsychotics in the treatment of drug-induced psychosis in Parkinson's disease. Review. Movement Disorders 15: 201–211
16. Cummings J (1999) Managing psychosis in patients with Parkinson's disease. New Engl J Med 340: 801–803
17. Millat B, Hay JM, Vallcur P, Fingerhut A, Fagniez PL, Schein M, Gecelter G (1999) Clozapine for drug-induced psychosis. New Engl J Med 341: 456
18. The Parkinson Study Group 1999) Low-dose clozapine for the treatment of drug-induces psychosis in Parkinson's disease. New Engl J Med 340: 757–763
19. Factor SA, Friedman JH, Lannon MC, Oakes D, Bourgeois K (2001) Clozapine for the treatment of drug-induced psychosis in Parkinson's disease: Results of the 12 week open label extension in the PSYCLOPS trial. The Parkinson Study Group. Movement Disorders 16: 135–139
20. Ruggieri S, De Pandis MF, Bonamartini A, Vacca L, Stocchi F (1997) Low dose of clozapine in the treatment of dopaminergic psychosis in Parkinson's disease. Clinical Neuropharmacology 20: 204–209
21. The French Clozapine Parkinson Study Group (1999) Clozapine in drug-induced psychosis in Parkinson's disease. The Lancet 353: 2041–2042
22. Auzou P, Özsancak C, Hannequin D, Moore N, Augustin P (1996) Clozapine for the treatment of psychosis in Parkinson's disease: a review. Acta Neurol Scand 94: 329–336
23. Graas M, Diederich N (1997) Exogene Psychosen beim Morbus Parkinson und ihre Behandlung mit Clozapin. Nervenheilkunde 16: 122–131
24. Richard IH, Nutt J (2000) Worsening of motor function in Parkinson's disease. Neurology 55: 748–749
25. Goetz CG, Blasucci LM, Leurgans S, Pappert EJ(2000) Olanzapine and clozapine. Neurology 55: 789–794
26. Friedman JH, Goldstein S, Jacques C (1998) Substituting clozapine for olanzapine. Clinical Neuropharmacology 21: 285–288
27. Molho ES, Factor SA (1999) Worsening of motor features of parkinsonism with olanzapine. Movement Disorders 14: 1014–1016
28. Wolters EC, Janson ENH, Tuynman-Qua HG, Bergmans PLM (1996) Olanzapine in the treatment of dopaminomitic psychosis in patients with Parkinson's disease. Neurology 47: 1085–1087
29. Aarsland D, Larsen JP, Lim NG, Tandberg E (1999) Olanzapine for psychosis in patients with Parkinson's disease with and without dementia. Neuropsychiatry Clin 11: 392–394
30. Menza MMA, Palermo B, Mark M (1999) Quetiapine as an alternative to clozapine. Annals of Clinical Psychiatry 11: 141–144
31a. Fernandez HH, Friedman JH, Jaques C, Rosenfeld M (1999) Quetiapine for the treatment of drug-induced psychosis in Parkinson's disease. Movement Disorders 14: 484–487
31b. Friedman JH, Fernandez HH, Jacques C, Rosenfeld M (1999) Quetiapine for the treatment of drug-induced psychosis in Parkinson's disease. Neurology 52 (6) suppl 2: A215

32. Targum SD, Abbott JL (2000) Efficacy of quetiapine in Parkinson's patients with psychosis. Journal of Clin Psychopharmacology 20: 54–60
33. Dewey RB, O'Suilleabhain PE (2000) Treatment of drug-induced psychosis with quetiapine and clozapine in Parkinson's disease. Neurology 55: 1753–1754
34. Weiner WJ, Minagar A, Shulman LM (2000) Quetiapine for L-dopa-induced psychosis in PD. Neurology 55: 899
35. Fernandez HH (2000) Clozapine replacement by quetiapine for the treatment of drug-induced psychosis in Parkinson's disease. Movement Disorders 15: 579–586
36. Mohr E, Mendis T, Hildebrand K, De Deyn PP (2000) Risperidone in the treatment of dopamine-induced psychosis in Parkinson's disease: an open pilot trial. Movement Disorders 15: 1230–1237
37. Ling ZD, Stebbins GT, Carvey PM (1997) Risperidone in levodopa-induced psychosis. Movement Disorders 12: 610–612
38. Leopold NA (2000) Risperidone treatment of drug-related psychosis in patients with parkinsonism. Movement Disorders 15: 301–304
39. Rich SS, Friedman JH, Ott BR (1995) Risperidone versus clozapine in the treatment of psychosis in six patients with Parkinson's disease and other akinetic-rigid syndromes. Clin Psychiatry 56: 556–559
40. Friedman JH, Ikeguchi K, Kuroda A (1996) Comments and Reply on Ikeguchi and Kuroda: mianserin treatment of patients with psychosis induced by antiparkinsonian drugs. Clin Neurosci 246: 106–107
41. Barbato L, Monge A, Stocchi F, Nordera G (1996) Melperone in the treatment of iatrogenic psychosis in Parkinson's disease. Functional Neurology 11: 4
42. McKeith IG, Grace JB, Walker Z, Byrne EJ, Wilkinson D, Stevens T, Perry EK (2000) Rivastigmine in the treatment of dementia with lewy bodies: preliminary findings from an open trial. Int J Geriat Psychiatry 15: 387–392
43. Samuel W, Caligiuri M, Galasko D, Lacro J, Marini M, McClure FS, Warren K, Jeste DV (2000) Better cognitive and psychopathologic response to donepezil in patients prospectively diagnosed as dementia with lewy bodies: a preliminary study. Int J Geriatr Psychiatry 15: 794–802
44. Moskovitz C, Moses H, Klawans HL (1978) Levodopa-induced psychosis: a kindling phenomenon. Am J Psychiatry 135: 669–675
45. Sharf B, Moskovitz C, Lupton MD et al. (1978) Dream phenomena induced by chronic levodopa therapy. J Neural Transm 43: 143–151
46. Turner TH, Cookson JC, Wass JA, Drury PL, Price PA, Besser GM (1984) Psychotic reactions during treatment of pituitary tumours with dopamine agonists. Br Med J 289: 1101–1103
47. Aarsland D, Larsen JP, Cummings JL, Laake K (1999) Prevalence and clinical correlates of psychotic symptoms in Parkinson disease. A community-based study. Arch Neurol 56: 595–601
48. Litvan I, MacIntyre A, Goetz CG, Wenning GK, Jellinger K (1998) Accuracy of the clinical diagnosis of Lewy body disease, Parkinson's disease and dementia with Lewy bodies: a clinic pathologic study. Arch Neurol 55: 969–978
49. Scholz E, Dichgans J (1985) Treatment of drug-induced exogenous psychosis in Parkinsonism with clozapine and fluperlapine. Eur Arch Psychiatry Neurol Sci 235: 60–64
50. Rinne UK (1982) Brain neurotransmitter receptors in Parkinson's disease. In: Marsden CD, Fahn S (eds) Movement disorders. Butterworth Scientific, Boston, pp 59–74
51. Sanchez-Ramos JR, Ortoll R, Paulson GW (1996) Visual hallucinations associated with Parkinson's disease. Arch Neurol 53: 1265–1268
52. Glennon RA, Titeler M, McKenney JD (1984) Evidence for 5-HT2 involvement in the mechanism of action of hallucinogenic agents. Life Sci 35: 2505–2511

Morbus Parkinson zwischen Innovation und Arzneimittelbudget

G. Knaak

Einleitung

Die Behandlung des multimorbiden Parkinsonpatienten wird in den letzten Jahren durch den rasanten medizinischen Fortschritt, zunehmend durch die Entwicklung innovativer Medikamente aufgrund demographischer Entwicklung und durch knapper werdende finanzielle Mittel geprägt. Die Gesundheitspolitik versucht seit Jahren verzweifelt, dieses Problem durch immer neue Reformen zu lösen, aktuell durch Arzneimittelbudgets und Richtgrößen. Diese gesetzlichen Rahmenbedingungen werden zur Zeit in unserem Gesundheitssystem vor allem durch Vertragsärzte umgesetzt, die entscheidend mit ihren Rezeptverordnungen die Behandlungskonzepte für das Gros der Parkinsonpatienten festlegen unter dem Aspekt „ausreichend, wirtschaftlich, zweckmäßig und notwendig".

Im Folgenden wird der Ist-Zustand bezüglich Innovationen für den multimorbiden Parkinsonpatienten sowie der Ist-Zustand der gesetzlich festgelegten Behandlungs-Rahmenbedingungen – Stichwort Budget – aufgezeigt und die sich daraus ergebende Problematik für den multimorbiden Parkinsonpatienten, um dann zu versuchen, Lösungsmöglichkeiten zu entwickeln bei dem Versuch, den multimorbiden Parkinsonpatienten auch zukünftig angemessen am medizinischen Fortschritt teilnehmen zu lassen.

Ist-Zustand

Innovation in der Behandlung des Morbus Parkinson

Die klassische Behandlungsstrategie – Einsatz von L-Dopa-Präparaten, Amantadinen, Anticholinergika und Selegilin – wird seit Anfang der 80er Jahre durch Einführung von Dopaminagonisten – zunächst Bromocriptin und Lisurid, seit Ende der 80er Jahre Pergolid, Ropinirol, Cabergolin, Alphadihydroergocryptin und zuletzt Pramipexol – modifiziert und in uneingeschränktem Konsens verbessert. Allerdings liegen die Tagestherapiekosten dieser Dopaminagonisten – ausreichende Dosierung vorausgesetzt – zwischen 6 und mehr als 30 DM, im Mittel um 15 DM.

Die Einführung der COMT-Hemmer stellt therapeutisch gesehen ein neues Highlight in der Parkinsontherapie dar – mit Tagestherapiekosten von etwa 10 DM und mehr.

Unter besonderen Kautelen kann das relativ neu zur Verfügung stehende Budipin als Ergänzung zu bisher bekannten symptomatischen Therapien vor allem sehr erfolgreich gegen Parkinson-Tremor eingesetzt werden, mit einem durchschnittlichen Tagestherapiepreis von etwa 8 DM.

Zusammengefasst stehen somit für den Morbus Parkinson im Vergleich zu anderen, offensichtlich weniger intensiv beforschten Krankheitsbildern viele neue, attraktive Behandlungsmöglichkeiten zur Verfügung. Darüber hinaus empfehlen sich insbesondere die Dopaminagonisten durch entsprechende Datenlage zunehmend als Basistherapie, wie u. a. kürzlich auf der Bochumer Therapiekonferenz dargelegt, vor allem wegen der hohen Rate von motorischen Komplikationen, Dyskinesien nach langjähriger klassischer L-Dopa-Therapie, aber auch auf dem Hintergrund potenzieller Neuroprotektivität.

Auch wenn durch neue Bewertungen der Amantadine bezüglich Mortalitätsreduktion oder auch Neuroprotektion einerseits und die anerkanntermaßen hohe Effektivität und relativ gute Verträglichkeit von L-Dopa [1] und klassischen Parkinsonmitteln auch zukünftig ihren Stellenwert in der Parkinsontherapie nicht verlieren werden, bleibt festzuhalten, dass durch die vorgenannten Innovationen eine bessere Behandlung des Morbus Parkinson, vor allem unter Langzeittherapie-Aspekten, möglich geworden ist mit Tagestherapiekosten, die sich schnell auf 20 DM und mehr bei Gabe eines L-Dopa-Präparates, eines Dopaminagonisten und eines Amantadinpräparates summieren und eine Dimension von 30 DM pro Tag erreichen, wenn Entacapone oder Budipin aus speziellen Gründen heraus sinnvoll und effektiv eingesetzt werden können.

Innovation in der Behandlung von Begleiterkrankungen des Parkinsonpatienten

Allein im nervenfachärztlichen Fachgebiet bestehen mit den den Parkinsonpatienten häufig begleitenden Depressionen, aber auch mit den nicht ganz selten vergesellschafteten Krankheitsbildern Psychosen, Demenz und Epilepsie vier Krankheitsbilder, deren Behandlung durch Einführung innovativer Präparate in den letzten Jahren entscheidend verbessert wurde. Stellvertretend nenne ich die Einführung der neuen Antidepressiva, insbesondere SSRI, Moclobemid und andere, die entscheidend aufgrund deutlich weniger anticholinerger unerwünschter Effekte die Lebensqualität des Parkinsonpatienten verbessern können und Tagestherapiekosten von 4 DM ± nach sich ziehen.

Die Einführung der atypischen Neuroleptika bei der Behandlung von Psychosen stellt aufgrund weitgehend fehlender extrapyramidalmotorisch unerwünschter Wirkungen eine neue Behandlungsdimension dar mit Tagestherapiekosten von circa 15 DM.

Cholinesterasehemmer und andere Substanzen ermöglichen inzwischen erstmals über einen begrenzten Zeitraum eine effektive Behandlung demenzieller Syndrome, werden aber zur Zeit in Deutschland aufgrund des Status „umstrittene Arzneimittel" nur selten eingesetzt – sicher im Wesentlichen wegen der hohen Tagestherapiekosten von ungefähr 8 DM.

Bei der Behandlung internistischer Erkrankungen ergeben sich mit Einführung der CSE-Hemmer, der ACE-Hemmer und der Sartane bei der Behandlung von Fettstoffwechselstörungen bzw. Hypertonus weitere neue Perspektiven auch quoad vitam mit Tagestherapiekosten von je ca. 2 DM und mehr.

Budget

Allgemeines. Die Verordnung von Medikamenten im Rahmen der gesetzlichen Krankenversicherung ist durch ein Arzneimittelbudget bzw. seit 1998 durch sogenannte Richtgrößen geregelt, inkl. Regressbedrohung bei Überschreitung, sofern keine entsprechenden Praxisbesonderheiten dargelegt werden können; konkret stehen z. B. derzeit einem niedersächsischen Vertrags-Nervenarzt pro Patient und Tag durchschnittlich 1,35 DM zur Verfügung.

Verordnungssituation bei Morbus Parkinson in Deutschland. Zunächst bleibt festzuhalten, dass sehr wenige Daten für Arzneimittelausgaben in der gesetzlichen Krankenversicherung, bezogen auf einzelne Krankheitsbilder, bestehen. Herr Prof. Fritze berichtete im Mai 2000 in Seguenza unter dem Thema „Kostengrenzen bei der Behandlung von Parkinson-Kranken?" eine Größenordnung von 307 Mio. DM Arzneimittelausgaben der GKV für die Behandlung der Parkinson-Krankheit im Jahre 1998.

Aus den Grunddaten zur vertragsärztlichen Versorgung in der Bundesrepublik Deutschland der Kassenärztlichen Bundesvereinigung ist im Jahr 1998 zu entnehmen, dass im Jahre 1997 etwa 5400 Nervenärzte Medikamente im Wert von ca. 1,3 Milliarden DM verordneten.

Berücksichtigt man weiterhin die Daten des Instituts für medizinisch-pharmazeutische Information *Medimed*, das Durchschnittswerte für einzelne Nervenarztpraxen errechnet und in der Auswertung für das 1. Quartal 2001 als Ergebnis von 248 Praxen der Fachgruppe Neurologen im weiteren Sinne bundesweit für Parkinsonmittel einen Anteil von 15 % an den Gesamtverordnungskosten errechnet, lässt sich hochrechnen, dass also 1997 für ca. 195 Mio. DM Parkinsonmittel von Nervenärzten verordnet wurden (entsprechend 15 % von 1,3 Milliarden DM Gesamtverordnungskosten) – hochgerechnet auf das Jahr 2000 ca. 195 Mio. DM plus 15 %, entsprechend ca. 224 Mio. DM bei 5 % Steigerungsrate pro Jahr als Unterstellung.

Unter dieser Prämisse einer 5 %-Steigerung pro Jahr belaufen sich die Kosten der GKV im Jahre 2000 für Parkinsonpatienten somit auf inzwischen etwa 338 Mio. DM. Daraus kann die Schlussfolgerung gezogen werden, dass in Deutschland die ca. 200.000 diagnostizierten Parkinson-Erkrankungen pro Patient und Jahr mit aktuellen Behandlungskosten von ca. 1.690 DM (entsprechend 338 Mio. pro 200.000 Patienten) bzw. aktuellen realen Therapiekosten von 4,60 DM behandelt werden.

Einschränkend muss an dieser Stelle festgehalten werden, dass unter „Parkinsonmittel" insbesondere Bromocriptin und Biperiden in anderen Indikationen mit enthalten sind. Von diesen 4,60 DM tragen die Nervenärzte ca. 66 % (entsprechend 224 Mio. von 338 Mio. DM Gesamtkosten).

Auch wenn mangels Datenlage die vorgenannte Darlegung von Tagestherapiekosten für einen Parkinsonpatienten über die beschriebenen Umwege eine ungefähre Hochrechnung darstellt, erlaubt sie ausreichend sicher die Festlegung der aktuellen Behandlungssituation im Sinne einer Dimension – der deutsche Parkinsonpatient wird derzeit mit hoher Wahrscheinlichkeit mit unter 5 DM Therapiekosten pro Tag behandelt, von denen der Nervenarzt ca. 2/3 mit seinem Budget abdeckt.

Fazit. Die im Zusammenhang mit innovativen Behandlungsmöglichkeiten dargelegten Tagestherapiekosten für einen Parkinsonpatienten von durchschnittlich 20 DM – allein der Einsatz eines Agonisten schlägt mit 10 DM und mehr zu Buche – und die Verordnungsrealität von zur Zeit unter 5 DM durchschnittlich pro Parkinsonpatient klaffen weit auseinander, oder anders ausgedrückt: Zur Zeit werden in Deutschland offenbar nur wenige Patienten entsprechend nationalen und internationalen Konsensuskriterien behandelt. Schon die Behandlung eines Parkinsonpatienten mit einem hoch dosierten L-Dopa-Präparat und einem Amantadinpräparat kostet mehr als 6 DM pro Tag.

Legt man hypothetisch 20 DM Tagestherapiekosten zugrunde, um einen Parkinsonpatienten auch innovativ behandeln zu können, entstehen Jahrestherapiekosten von ca. 7.300 DM bzw. Gesamtkosten von 7.300 DM × 200.000 Parkinsonpatienten = 1,46 Miliarden DM – mehr als der Wert sämtlicher von Nervenärzten verordneter Medikamente.

Trotzdem bleibt festzuhalten, dass schon jetzt für knapp 3% der Gesamtklientel in einer Nervenarztpraxis, die an Morbus Parkinson erkrankt sind, ca. 15% des Budgets eingesetzt werden, ohne zusätzlich anfallende Kosten für die Behandlung von Begleiterkrankungen, insbesondere Depressionen, aber auch Demenz, Psychosen und Epilepsie.

Dieses dramatische Dilemma von Innovation und Arzneimittelbudget verlangt schnelles und wirkungsvolles Handeln von Politik, Ärzteschaft und Interessenvertretungen.

Lösungsansätze im Dilemma Morbus Parkinson zwischen Innovation und Arzneimittelbudget

Festzuhalten bleibt zunächst, dass auch in Zukunft unter Würdigung der uns inzwischen allseits bestimmenden Globalisierung, u.a. mit Forderung nach niedrigem Lohnkostenniveau, begrenzte Verordnungsmöglichkeiten Realität bleiben werden bzw. angesichts weiterer zu erwartender Entwicklungsfortschritte in der Medizin und in der insbesondere in der Pharmakotherapie noch dramatischere Dimensionen annehmen werden.

Folgende Konzepte sollen als Lösungsansätze vorgestellt werden.

Generika

Konsequentere Verordnung von Nachahmerpräparaten – in manchen KVen werden schon Spitzenwerte von 60% berichtet, in anderen KVen unter 30%. Einschränkend muss allerdings festgehalten werden, dass hier im Wesentlichen nur die klassischen Parkinsonmittel als Generika zur Verfügung stehen, somit kann der derzeitige Anteil an Generika von etwa 4% an den Gesamt-Verordnungskosten für Morbus Parkinson wahrscheinlich nur um wenige Prozent theoretisch gesteigert werden.

Arzneimittel-Mehrwertsteuer

Die Gesundheitspolitik muss die Voraussetzungen schaffen, in Deutschland analog wie in den meisten Euro-Ländern auf Arzneimittel nur die halbe Mehrwertsteuer zu erheben – warum soll nur in Bereichen wie Qualitätssicherung oder Weiterbildungsordnung harmonisiert werden?

Apothekerrabatte auf hochpreisige Innovationen

Unter Berücksichtigung der zum Teil astronomischen Hochpreise für Innovationen muss vor allem auf dem Hintergrund deutlich gebesserter logistischer Voraussetzungen für Apotheken kritisch die Frage gestellt werden, ob die üblichen Apothekerrabatte von etwa 30% noch angemessen oder absenkungsfähig sind. Denkbar wäre auch die direkte Abgabe von hochpreisigen Innovationen in Arztpraxen.

Modifizierung der gesetzlichen Krankenversicherung

Analog zu den jetzt neu gesetzlich festgelegten Rentenversicherungsgesetzen wird auch die gesetzliche Krankenversicherung zukünftig nicht mehr ohne die Prinzipien Selbstbeteiligung und Förderung der Eigenverantwortung – z.B. durch höhere Zuzahlungen – auskommen können. Denkbar – und dies wird ja erfreulicherweise schon in Ansätzen in der Gesundheitspolitik diskutiert – sind eine Minimalversorgung durch eine gesetzliche Krankenversicherung und eine Zusatzversorgung über eine private Krankenversicherung, um den Verordnungs-Rahmenbedingungen der gesetzlichen Krankenversicherung ausreichend, zweckmäßig, notwendig und wirtschaftlich zu entkommen. In der deutschen Parteienlandschaft hat sich zur Zeit die FDP eine Gesundheitspolitik mit mehr Eigenverantwortung und Selbstbeteiligung auf die Fahnen geschrieben.

Qualitätskriterium Volkswirtschaft bei der Behandlung des Morbus Parkinson

Durch den Einsatz von Innovationen können prinzipiell Ressourcen durch weniger AU-Tage, weniger Krankenhausbehandlungstage, späteres Berentungsalter, weniger Pflegetage freigesetzt werden, dies bleibt bisher bei der Bewertung von medikamentösen Behandlungen und insbesondere bei Richtgrößenprüfungen usw. völlig unberücksichtigt. Kritisch muss angemerkt werden, dass es diesbezüglich auch wenig Daten gibt; z.B. existieren für die Schizophreniebehandlung entsprechende Untersuchungen, die u.a. von Herrn Prof. Fritze in „Psycho" [2] referiert werden und darlegen, dass die innovative Behandlung mit atypischen Neuroleptika letztendlich die Kosten für Schizophrenie senkt. Analoge, wissenschaftlich abgesicherte Daten müssen von Ärzten und Ökonomen auch für den Morbus Parkinson erhoben und von der Politik in Vertragsarzt- bzw. Verordnungsrecht umgesetzt werden.

Neustrukturierung ambulanter und stationärer Konzepte bei der Behandlung des Morbus Parkinson

Förderung von Parkinson-Schwerpunkt-Vertragsarztpraxen analog den Diabetes-Schwerpunktpraxen mit besseren Fallpauschalen für Parkinsonpatienten als ökonomische Grundlage für die besonders hohe Kontaktfrequenz in der Behandlung und dem durchschnittlich höheren Behandlungszeitbedarf. Nur wenn das „Geld der Leistung folgt", entstehen ausreichend attraktive Rahmenbedingungen für einen Vertragsarzt, schwerpunktmäßig ein Krankheitsbild zu behandeln und parallel durch entsprechende Fortbildungen Behandlungsqualität zu sichern. Mit zur Zeit ca. 130 DM Fallpauschale pro Patient und Quartal lässt sich der überdurchschnittliche Aufwand mit einem Parkinsonpatienten in dann deutlich höherer Zahl, wenn eine Schwerpunktsetzung in der Praxis erfolgt ist, aus wirtschaftlichen Gründen nicht realisieren.

Parallel zur Förderung solcher Schwerpunktpraxen gehört auch die Bettenzahl in Parkinson-Fachkliniken auf den Prüfstand. Einerseits sollte dies aus inhaltlich-sachlichen Gründen heraus geschehen, da Umstellungen der Medikamente aufgrund entsprechender erforderlicher Steigerungsintervalle viele Wochen in Anspruch nehmen, bevor endgültige Effekte beurteilt werden können. Andererseits bleibt festzuhalten, dass im europäischen Vergleich Deutschland führend in der Zahl der Krankenhaus- und Rehabilitationsbetten ist. Die gesetzlich vorgegebenen Veränderungen der Rahmenbedingungen für die Krankenhausbehandlung mit den demnächst relevanten DRGs – Diagnosis Related Groups – wird sicherlich eine völlig neue Krankenhauslandschaft produzieren mit neu zu bestimmenden Einweisungswegen in Fachkrankenhäuser; denkbar wäre z. B., die Indikation für eine Aufnahme in eine Parkinson-Fachklinik fachärztlich stellen zu lassen, zukünftig vielleicht sogar durch einen Facharzt in einer Parkinson-Schwerpunktpraxis.

Eine bessere ambulant-stationäre Verzahnung als jetzt in Deutschland verwirklicht wird Kosten sparen, Therapieoptimierungen und insgesamt eine bessere Betreuung des Parkinson-Patienten nach sich ziehen.

Weiterentwicklung von Konsensuskonferenzen

Erfreulicherweise werden in den letzten Jahren zunehmend in nationalen Konsensuskonferenzen wertvolle Richtlinien und Therapiekonzepte nicht nur für den Vertragsarzt entwickelt. Kritisch muss jedoch angemerkt werden, dass dies bisher sehr konsequent unter rein wissenschaftlichen Kriterien geschieht, schon die Auswirkungen auf die vertragsärztliche Versorgung bleiben unberücksichtigt, insbesondere unter der Frage der Bezahlbarkeit empfohlener Therapien.

Der Vertragsarzt ist oft in der Zwickmühle, ausreichend, zweckmäßig, notwendig und wirtschaftlich verordnen zu müssen, andererseits aber auch entsprechend dem Arzneimittelgesetz § 12 seinen Patienten am wissenschaftlichen Fortschritt angemessen teilnehmen zu lassen. Wenn der Vertragsarzt empfohlene Innovationen einsetzt, befindet er sich im Double bind: Entweder er verletzt Vertragsarztrecht und behandelt nicht wirtschaftlich – denn volkswirtschaftliche Aspekte fehlen leider bisher in entsprechenden Therapieleitlinien – oder er verletzt Zivilrecht (Arzneimittelgesetz), weil er seinen Patienten nicht angemessen am wissenschaftlichen Fortschritt teilnehmen lässt. Auch wenn es sicherlich attraktiver ist, human- und medizinethisch auf hohem Niveau Leitlinien zu entwickeln, können und dürfen aus den mehrfach vorgenannten Gründen die Grenzen der Verordnungsmöglichkeiten in unserem Gesundheitswesen nicht außer Acht gelassen werden. Die Vielzahl der zur Zeit zur Verfügung stehenden innovativen Dopaminagonisten verlangt klare hierarchische Empfehlungen bzw. vielleicht auch einmal an der einen oder anderen Stelle die Feststellung, dass das eine oder andere innovative Medikament unter Berücksichtigung bereits zur Verfügung stehender Konkurrenzpräparate verzichtbar wird. Dies könnte auch für die Pharmaindustrie ein Umdenken entwickeln helfen, damit nicht so viel parallel an einem Krankheitsbild, sondern verzweigt in anderen Gebieten verstärkt geforscht wird.

Zusammenfassung

Die aufgezeigten innovativen Behandlungsmöglichkeiten des Morbus Parkinson selbst und eventueller Begleiterkrankungen mit der Tendenz weiterer Zunahme angesichts rasanten medizinischen Fortschritts auf der einen Seite und die begrenzten Verordnungsmöglichkeiten auf der anderen Seite haben zu dem Dilemma geführt, dass heute der Parkinsonpatient in Deutschland mit unter 5 DM pro Tag behandelt wird, aber wahrscheinlich mit durchschnittlich mehr als 20 DM pro Tag behandelt werden müsste. Die Umsetzung dieses Behandlungszieles kommt einer Bankrotterklärung des Gesundheitswesens nahe.

Die dadurch entstehenden Kosten liegen bereits über dem allen Nervenärzten zur Verfügung stehenden Budget.

Diese Situation verlangt neue Konzepte durch Politik und Ärzteschaft; durch Mehrverordnung von Generika, Absenkung der Mehrwertsteuer auf Arzneimittel auf europäisches Niveau, Absenkung von Apothekerrabatten auf hochpreisige Präparate und neue Krankenversicherungskonzepte mit mehr Selbstbeteiligung und Eigenverantwortung können Ressourcen freigesetzt werden. Darüber hinaus bedarf es dringend unter Berücksichtigung volkswirtschaftlicher Aspekte einer Bewertung von Innovationen in ihrem Effekt, u. a. auch zukünftige Transparenz von Kostenberechnungen in einzelnen Sozialversicherungssystemen. Eine Neuordnung der ärztlichen Versorgung des Parkinsonpatienten unter adäquaten wirtschaftlichen Rahmenbedingungen durch Bildung von Parkinson-Schwerpunktpraxen in enger Verzahnung zu Parkinson-Fachkliniken mit der Chance zukünftigen Bettenabbaus wird unumgänglich sein, um die riesige Lücke zwischen Ist und Soll bei der Versorgung von Parkinsonpatienten zu schließen. Weiterentwickelte Konsensuskonferenzen, die neben medizinischen, ethischen und humanen Aspekten auch ökonomische, juristische und für die Pharmaindustrie wegweisende Aspekte mit entwickeln, bekommen zukünftig besonders hohen Stellenwert.

Nervenärzte in Klinik und Praxis sollten im Schulterschluss mit Patienten und Interessenvertretungen sich nicht scheuen, die katastrophale Versorgungssituation der Parkinsonpatienten in Deutschland publikums- und wählerwirksam transparent zu machen, damit für die Politik Handlungsbedarf entsteht, weiter als über einen 4-Jahres-Zeitraum einer Legislaturperiode zu denken.

Literatur

1. Poewe W, Seppi K (2000) L-Dopa-Therapie der Parkinsonkrankheit: Standortbestimmung nach 30-jährigem Einsatz. In: Oertel WH (Hrsg) Pharmakotherapie und funktionelle Neurochirurgie in der Behandlung der Parkinsonkrankheit – Standortbestimmung.
2. Fritze J (2000) Subjektive Befindlichkeit – Schlüssel zu mehr Effektivität. Psycho 26 (4) (suppl)

Spielerisches Training kognitiver Funktionen

I. Gemende

Die moderne Parkinsontherapie ist vordergründig als eine individuelle symptomatische medikamentöse Behandlung auf die Person des Erkrankten zugeschnitten, ergänzt durch ein komplexes Physiotherapie- und Ergotherapieprogramm. Unbestritten ist auch der Wert von verschiedenen psychosozialen Maßnahmen, wie z. B. Beratungsgesprächen, Training bestimmter Situationen (Antistresstraining, soziales Kompetenztraining), die das Behandlungskonzept komplettieren. Therapiedefizite registrieren die Patienten jedoch selbst zunehmend für den Bereich der kognitiven Leistungseinbußen, insbesondere bei eher leichteren geistigen Leistungsdefiziten. Sie beschäftigen den Betroffenen und er reflektiert sie aus ärztlicher Sicht oft übernachhaltig. So führen wir im stationären Bereich durchaus öfter psychologische Testuntersuchungen wissentlich nur zum Nachweis eines normgerechten Befundes durch, um mit dem Ergebnis den Betroffenen zu beruhigen. Trainingsprogramme aus dem Bereich „Gehirnjogging" sind während der stationären Behandlungen daher auch immer anzubieten und ihr Fehlen würde als Leistungsmangel der Klinik interpretiert werden. Da in der Regel der leidende Patient sich bereits zuvor in der Häuslichkeit bzw. im ambulanten Sektor über Gehirnjogging informiert hat, erwartet er zu Recht neue und interessante Angebote.

Wir hatten deshalb 1989 und 1990 im Rahmen unserer Gruppengespräche nach Wünschen für sinnvolles Gehirnjogging gefragt.

Anregungen für Gehirnjogging bei Parkinsonpatienten:
1. spielerische Form
2. Gruppenbildung
3. Spannung und Aktion
4. Erfolgserlebnisse
5. zeitliche Limitierung
6. keine kränkenden Niederlagen
7. klare Formen
8. Wunschfarben
9. gute Handhabbarkeit

Die Befragten äußerten sich gleichzeitig auch zu ihren bisher genutzten Trainingsmöglichkeiten.

Übliche Trainingsprogramme bei kognitiven Einbußen:
1. Kreuzworträtsel
2. Scrabble
3. Skat/Rommé/Tarock
4. Memory
5. Brettspiele
6. Übungshefte/-bücher
7. Umsteckspiele
8. andere Kartenspiele

Es fällt auf, dass unsere Patienten eine spielerische Ausrichtung von „Gehirnjogging" ausnahmslos bevorzugen und auch den Begriff ungern gebrauchen. Deshalb nennen wir unsere kognitiven Trainingsprogramme nicht mehr „Gehirnjogging", sondern sie werden als „Spiel und Spaß" angeboten. In der Literatur haben wir insgesamt nur wenige Arbeiten mit verwertbarer Aussage zum Thema „Spielerisches kognitives Training" gefunden [1–4], für Parkinsonpatienten gibt es überhaupt keine Literaturhinweise zum spielerischen kognitiven Training.

Deshalb wurde mit den vorliegenden Anregungen und Wünschen das Spiel „Wir gehen nicht unter" entwickelt. Es erfüllt einige Notwendigkeiten, die man an eine ergänzende Therapie zur geistigen Fitness stellt, und ist auf die besonderen Behinderungen und Bedürfnisse Parkinsonkranker zugeschnitten worden. So ist die spielerische Form in Grüppchen gewährleistet und vertieft Kontakte der Mitspieler. Es trainiert mehrgleisig verschiedene Abläufe nebeneinander, z. B. Würfeln, Entscheidungen treffen, puzzeln, enthält aber auch motorische und logopädische Übungselemente. Das Spiel ist erfolgsorientiert, Misserfolgserlebnisse werden möglichst vermieden. Die Lösungen der Aufgaben und der Spielablauf selbst sollen Freude bereiten, Konzentration und Ausdauer verbessern und die Beobachtungsgabe schulen. Die Schweregrade der Aufgaben sind wählbar, sodass auch schwächere Mitspieler ihre Chance suchen können.

Spielelemente:
1. feinmotorische Aufgaben (Würfeln, Figurensetzen, Puzzeln)
2. Beobachtungsaufgaben (Spielverlauf beachten und auswählen, Mitspieler kontaktieren)
3. kognitive Aufgaben (mit selbstgewähltem Schweregrad wählen und Aufgaben erfüllen)
4. zeitliche Limitierung auf etwa 45 Minuten
5. Farb- und Motivgestaltung nach Patientenwünschen
6. Puzzleteile und erfüllte Aufgaben schaffen Erfolge

Das Spielbrett ist mit klaren Farben, freundlichen Figuren und gut abgegrenzten Reiserouten gestaltet, der Spieltitel „Wir gehen nicht unter" motivierend gewählt. Würfel, Figuren und Puzzleteile sind größer angefertigt als bei handelsüblichen Spielen. Die Aufgabenkärtchen wurden nach 3 Schweregraden gestaffelt (Bsp.: Abb. 1).

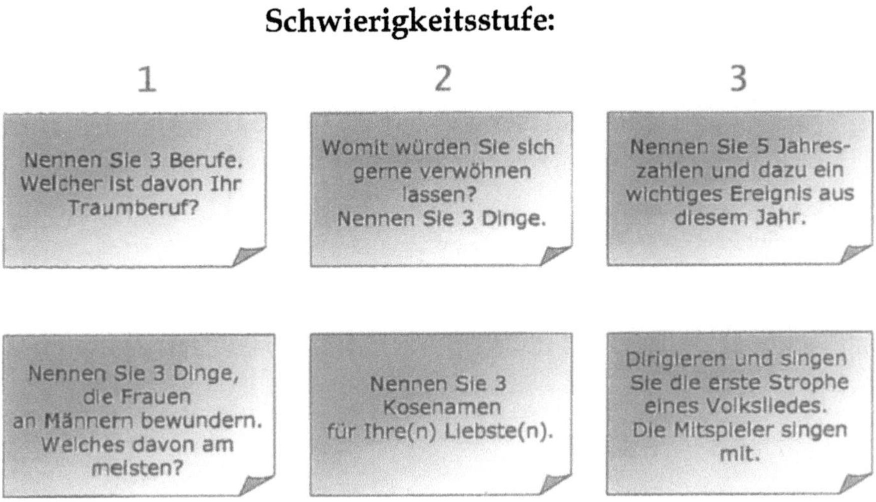

Schwierigkeitsstufe:

1   **2**   **3**

- Nennen Sie 3 Berufe. Welcher ist davon Ihr Traumberuf?
- Womit würden Sie sich gerne verwöhnen lassen? Nennen Sie 3 Dinge.
- Nennen Sie 5 Jahreszahlen und dazu ein wichtiges Ereignis aus diesem Jahr.
- Nennen Sie 3 Dinge, die Frauen an Männern bewundern. Welches davon am meisten?
- Nennen Sie 3 Kosenamen für Ihre(n) Liebste(n).
- Dirigieren und singen Sie die erste Strophe eines Volksliedes. Die Mitspieler singen mit.

Abb. 1. Aufgabenkarten im Spiel

Ergebnisse

Nach nunmehr 10 Jahren, etwa 9.500 der 10.000 produzierten Spiele sind im Einsatz, haben wir in Form von anonym ausgefüllten Fragebögen eine Auswertung mit langjährigen Spielnutzern versucht.

Liebe Patientin! Lieber Patient!
Sie haben nun schon eine ganze Weile das Spiel „Wir gehen nicht unter" benutzt und wir hoffen, dass Sie uns einige Fragen beantworten werden, damit wir aus Ihren Erfahrungen mit dem Spiel selbst lernen und dann vielleicht das nächste „Trainingsprogramm" mit Ihren Erkenntnissen etwas besser gestalten können.

Wir bitten auch Ihre Mitspieler, die nicht Parkinson erkrankt sind, um eine Bewertung.

Bitte kreuzen Sie die zutreffende Antwort an!

		ja	nein
1.	Sind Sie Parkinsonkrank?	☐	☐
2.	Spielen Sie gelegentlich, mindestens 2 × monatlich?	☐	☐
3.	Haben Sie Freude an dem Spiel?	☐	☐
4.	Haben Sie schon gewonnen?	☐	☐
5.	Hatten Sie schon ein Puzzlebild komplett?	☐	☐
6.	Können Sie mittlerweile die Fragen sozusagen im Schlaf beantworten?	☐	☐
7.	Gibt es noch immer Fragen, die Sie nicht beantworten können oder Aufgaben, die Sie nicht erfüllen können?	☐	☐
8.	Haben Kinder oder Jugendliche schon mit Freude mitgespielt?	☐	☐

9. Haben Sie den Eindruck, dass sich das Spiel für Sie positiv auswirkt?
   wenn ja: auf die Konzentration?
   auf die Ausdauer?
   auf die Beobachtungsgabe?
10. Wählen Sie zunehmend mehr die schwerste Aufgabengruppe? (grüne Karten)
11. Haben Sie schon neue Fragen oder Aufgaben auf den leeren Kärtchen selbst formuliert?
12. Würden Sie das Spiel anderen empfehlen oder mit gutem Gewissen verschenken?
13. Hier ist Platz für kritische und hilfreiche Anregungen und neue Ideen:

Auswertung der Fragebögen (Tabellen 1 und 2)

Die Ergebnisse der Fragebogenaktion können wir nicht als Nachweis verbesserter kognitiver Leistungen bewerten, auch wenn der Großteil der anonym Befragten eindeutig Verbesserungen angekreuzt hat, die gleiche Einschätzung wurde

Tabelle 1. Patienten mit mindestens 3jähriger regelmäßiger Spielpraxis (n = 29)

	ja	nein	keine Meinung
allgemeine positive Auswirkungen	27	1	1
Verbesserung der Konzentration	26	1	2
Verbesserung der Ausdauer	24	2	3
Verbesserung der Beobachtungsgabe	24	2	3

Tabelle 2. Patienten mit nur gelegentlicher Spielpraxis (n = 34)

	ja	nein	keine Meinung
allgemeine positive Auswirkungen	27	5	2
Verbesserung der Konzentration	27	3	4
Verbesserung der Ausdauer	27	3	4
Verbesserung der Beobachtungsgabe	26	3	5

sowohl von Patienten mit regelmäßiger Spielpraxis über mindestens 3 Jahre wie auch von denen mit nur gelegentlicher Spielpraxis gegeben. Vielmehr ist die überraschend positive Bewertung unter aktuell erfolgter Spiellust und der anschließenden Erfolgsfreude zu sehen.

Zusammenfassung

Spielen gehört seit jeher sowohl im Kindes- wie auch im Erwachsenenalter zu den beliebtesten Unterhaltungs-, Beschäftigungs- und Lernprogrammen. Es verbindet und verbündet. Lernprozesse und Schulung einzelner kognitiver Funktionen sind dabei unterhaltend, nicht belehrend, in spielerische Abläufe eingebunden.

Für Parkinsonpatienten ist ein spielorientiertes Angebot von „Gehirnjogging" unserer Meinung nach wesentlich auch gegen Isolierungstendenzen und gegen (un)begründete Ängste, nicht mithalten zu können. Da der Begriff „Gehirnjogging" bei einzelnen Personen auf Ablehnung stieß, heißt nunmehr dieses Behandlungsprogramm bei uns „Spiel und Spaß".

Unserer Erfahrung nach bevorzugen nicht nur Parkinsonkranke, sondern auch alle anderen mit kognitiven Störungen Belasteten die spielerische Form der Trainingsprogramme. Dabei werden auch Gesellschafts-, Karten- und Memoryspiele so, wie sie im Handel auch erhältlich sind, genutzt.

Das von uns vor 10 Jahren entwickelte „Parkinson-Spiel" trägt den von den Betroffenen selbst kreierten Namen „Wir gehen nicht unter" und soll schon vom Titel her Mut machen. Die etwa 10.000 Exemplare im Umlauf sind in Altenheimen, Seniorenklubs und in logopädischen Behandlungskonzepten im Einsatz. Die angestrebte Verbesserung kognitiver Fähigkeiten ist zwar fraglich, der Gewinn an Lebensfreude und Lebensqualität jedoch deutlich, sodass es gern genutzt wird.

Weil in der Literatur nur einige Arbeiten mit verwertbarer Aussage zu diesem wichtigen Thema gefunden wurden, ist der Handlungsbedarf groß.

Literatur

1. Beatty W, Greiner F (1998) Preserved musical and game-playing skills in dementia. Psychologische Beiträge 40: 66–84
2. Knopf M, Preußler W, Stefanek J (1995) Kann Expertise im Skatspiel Defizite des Arbeitsgedächtnisses älterer Menschen kompensieren? Swiss Journal of Psychology 54: 225–236
3. Oswald W, Rupprecht R, Gunzelmann T, Tritt K (1996) The SIMA-project: Effects of 1 year cognitive and psychomotor training on cognitive abilities of the elderly. Behavioural Brain Research 78: 67–72
4. Schoen L (1996) Mnemopoly: Board games and mnemonics. Teaching of Psychology 23: 30–32

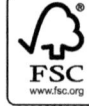

MIX
Papier aus verantwortungsvollen Quellen
Paper from responsible sources
FSC® C105338

If you have any concerns about our products,
you can contact us on
ProductSafety@springernature.com

In case Publisher is established outside the EU,
the EU authorized representative is:
**Springer Nature Customer Service Center GmbH
Europaplatz 3, 69115 Heidelberg, Germany**

Printed by Libri Plureos GmbH
in Hamburg, Germany